¡ TODOS A DORMIR !

DR. CRAIG CANAPARI

¡ TODOS A DORMIR !

La guía del sueño reparador para bebés, niños y padres

OCEANO

Este libro contiene las opiniones e ideas del autor. Su intención es brindar material útil e informativo sobre los temas abordados. Se comercializa en el entendido de que ni el autor ni el editor brindan servicios médicos, de salud, personales ni profesionales en el libro. El lector debe consultar a su médico o profesional de la salud antes de adoptar cualquiera de las sugerencias hechas en el texto o de sacar conclusiones a partir de ellas.

¡TODOS A DORMIR!
La guía del sueño reparador para bebés, niños y padres

Título original: IT'S NEVER TOO LATE TO SLEEP TRAIN. The Low-Stress Way
to High-Quality Sleep for Babies, Kids and Parents

© 2019, Dr. Craig Canapari

Traducción: Aridela Trejo
Diseño de portada: Sergi Rucabado

D.R. © 2020, Editorial Océano de México, S.A. de C.V.
Homero 1500 - 402, Col. Polanco
Miguel Hidalgo, 11560, Ciudad de México
info@oceano.com.mx

Primera edición: 2020

ISBN: 978-607-557-085-3

Impreso en México / Printed in Mexico

*Para Jeanna, Charlie y Teddy: el motivo por el cual
me levanto todos los días; en el caso de Teddy,
en sentido literal.*

◐ Índice

Introducción

Jane estaba llorando en mi oficina. Le pasé una caja de pañuelos. "No recuerdo la última vez que dormí bien", me contó sollozando.

Era una mujer de treinta y tantos años, bien vestida. Su marido, que había llegado directo de su trabajo en un hospital, miraba sus zapatos desgastados. Nathan, su hijo de trece meses, estaba en silencio, sentado en el regazo de Jane, jugando con las correas de su bolso.

—Todo salió bien los primeros cinco meses, pero después nos fuimos de viaje. No se podía dormir solo así que lo amamanté y lo acosté en la cama, en medio de nosotros. Desde entonces, Nathan se niega a dormir sin mí —me explica.

—Cuéntame cómo es una noche normal en casa —le pido.

—Cenamos a eso de las seis de la tarde, después bañamos a Nathan. Le leemos cuentos en su recámara. Después lo tengo que acostar en nuestra cama para amamantarlo hasta que se queda dormido. Con suerte, me puedo levantar unas horas, pero a veces me quedo dormida. A partir de las 11:00 p.m. me despierta cada par de horas para que le dé de comer. Después se levanta a las 5:00 a.m.

—¿Qué han intentado para resolverlo?

—Dejarlo llorar, pero una vez lloró hasta que vomitó, así que ya no lo hacemos.

—¿Qué les preocupa más?

—Regreso a trabajar de tiempo completo y me preocupa mucho no poder desempeñarme bien. También ha sido difícil para mi matrimonio, pues mi esposo duerme en otra habitación. Más que nada, me preocupa haber arruinado los hábitos de sueño de mi hijo.

Llevo diez años dedicándome a la medicina del sueño y dirijo el Centro Pediátrico del Sueño en la Universidad de Yale, en New Haven, Connecticut. En mi consultorio, atiendo a personas de distintos contextos que padecen los hábitos de sueño de sus hijos: padres solteros y parejas de médicos, trabajadores de la construcción, meseros, inversionistas y vendedores de autos. Estos padres tienen algunas cosas en común: adoran a sus hijos y quieren lo mejor para ellos. Pero están agotados y no saben qué hacer al respecto.

Si llegaste a este libro, supongo que tu situación es similar. Tal vez la experiencia de Jane es parecida a la tuya. O quizá tienes un niño de cinco años que en el transcurso de la noche entra a tu habitación diez veces. O tal vez tu hijo de tres años hace un gran berrinche todas las noches cuando se tiene que lavar los dientes y acostarse.

Si tu hijo no está durmiendo bien durante la noche, este libro es para ti.

Esta obra tiene un objetivo: conseguir que tu hijo se duerma, descanse toda la noche y despierte contento en las mañanas. Y eso quiere decir que tú también duermas durante toda la noche y despiertes con alegría en la mañana.

Este libro es práctico incluso para el papá o la mamá más cansados. Te invito a leerlo de principio a fin, pero cada capítulo comenzará con una descripción clara de su contenido. Por ejemplo, si tu hijo se duerme en su propia recámara y no lo amamantas, te puedes saltar las secciones dirigidas a los padres que deben amamantar a un niño que no duerme en su habitación.

El sueño constituye los cimientos de la salud y el éxito para todos en tu familia. Es necesario para el crecimiento, la salud, la seguridad y la felicidad.

Dormir mal es horrible

Los problemas para dormir entre los niños son asombrosamente comunes. Es un tema que más de un 25 por ciento de los padres consultan con el pediatra de sus hijos. Y eso es sólo la punta del iceberg, pues es habitual que los padres no reporten cuestiones de conducta porque temen que reconocerlos refleje su fracaso como tales. Otra encuesta que se realizó a padres de niños pequeños reveló que un 90 por ciento de los padres cambiaría algo sobre los hábitos de sueño de sus hijos. Los problemas relacionados con el sueño son frecuentes y sus consecuencias pueden ser severas.

La falta de sueño es acumulativa. Esto quiere decir que cuanto más tiempo padezcas alteraciones del sueño, más se reflejarán en tu estado de ánimo y atención. Incluso aunque tengas mucha energía y te sientas de maravilla es difícil equilibrar tu vida profesional y personal. Lograrlo tras dormir poco es un verdadero reto. Con razón está tan de moda ser un perfeccionista del sueño. Según un artículo reciente de *The New York Times*, "el sueño es el nuevo símbolo de estatus". Los ejecutivos que alguna vez presumían lo poco que necesitaban dormir ahora alardean de lo mucho que duermen. Costosos gadgets, equipo y consultores para dormir son lo más novedoso.

Pero como confirmó dicho artículo, el sueño es un tema de salud pública. El adulto promedio (digamos tú o yo) que se salta sólo dos horas de sueño en la noche padece efectos similares de quien no duerme una noche entera. Y manejar cansado puede ser igual de peligroso que manejar en estado de ebriedad. Por eso, muchos estados establecieron leyes que contemplan a los insomnes como discapacitados en el aspecto legal. La falta de sueño también es responsable de una serie de problemas de salud graves, entre ellos la depresión.

Quizás a tus hijos les vaya un poco mejor que a ti después de una noche de mal dormir. Siempre pueden reponerse con una siesta en el coche o la carriola. De todas formas, esos intervalos de reposo no otorgan los mismos beneficios que una noche completa de sueño.

Investigaciones sugieren que a los niños cansados se les dificulta regular su conducta y retener información. Los niños pequeños que no duermen bien no se quedan dormidos en el arenero. Más bien, suelen ser hiperactivos, tener dificultades con sus compañeros y ser obesos. Y es más probable que padezcan insomnio durante la infancia, la adolescencia, e incluso en la adultez (encuestas realizadas a adultos con insomnio indican que es frecuente que los problemas para dormir comiencen en la infancia). Un estudio australiano que evaluó a más de dos mil niños demostró que quienes a los cinco años ya duermen solos toda la noche tienen una ventaja importante con respecto a sus compañeros en cuanto a la regulación de sus emociones.

Muchas de las familias que atiendo en mi consultorio llevan años padeciendo la falta de sueño. Sus hijos despiertan tempranísimo o exigen que los amamanten cinco veces en el transcurso de la noche. Demandan a sus papás tanto tiempo para irse a dormir que no les resta un espacio para nada más: pagar las cuentas, relajarse, tener intimidad o revisar la cantidad vertiginosa de consejos para mejorar los hábitos de sueño. Los padres que acuden al Centro Pediátrico del Sueño de Yale lo hacen, en primera instancia, porque les preocupa que sus hijos no estén durmiendo bien. Pero también les inquieta su propia capacidad para funcionar.

Sé cómo se siente porque lo he padecido.

Fui residente de pediatría en el Hospital General de Massachusetts en la época medieval, cuando no estaban reguladas las horas laborales. Hasta 2003, los médicos residentes no tenían garantizado descanso ininterrumpido durante sus turnos. Trabajaba 36 horas de corrido, y si tenía suerte, me robaba un par de horas de sueño en la sala de residentes, entre las alarmas del bíper. Al final de mi turno, conducía a casa con cuidado, me esforzaba por estar alerta. En cuanto llegaba, colapsaba en el sillón y pasaba mis pocas horas despierto sintiéndome miserable e irritable. Me encantaba mi trabajo y adoraba a mis pacientes, pero en esencia, pasé tres años de mal humor.

Los horarios extenuantes de los residentes tienen mala fama. Pero ni siquiera esos tres años agotadores me prepararon para la falta extrema de sueño que supone la paternidad. Con una enorme diferencia: los papás no pueden descansar. Cuando era residente, por lo menos tenía dos o tres noches libres antes de mi siguiente turno nocturno. Pero muchos padres no tienen ninguna noche de sueño ininterrumpido en el futuro cercano. A diferencia de los residentes, la mayoría de los padres no cuentan con un pequeño ejército de expertos a la mano para consultarles algo cuando no saben qué hacer.

A diferencia de los hijos de algunos amigos y pacientes, mis hijos ya están en primaria y duermen muy bien, y aun así puede ser horrible. Éste es un ejemplo común: hace no mucho, no sé por qué, a mi hijo de nueve años le dio laringotraqueobronquitis (cuatro años por encima de la edad promedio) y una infección en el oído. En la misma semana el de seis tenía una bacteria en el estómago. Se trata de padecimientos menores. Pero combinados con agendas de trabajo saturadas y una fecha de entrega importante resultaron en una semana desastrosa para toda la familia. Cuando menos uno de nuestros hijos despertaba un par de veces en la noche, teníamos que cambiar las sábanas, suministrar ibuprofeno o buscar el oso de peluche que no aparecía. Los niños se metían a nuestra cama y nosotros los regresábamos a la suya, una y otra vez. Una noche me escapaba a la recámara de las visitas, la otra, mi esposa; era nuestro intento desesperado por tener turnos. Cuando una mañana no me salió bien el desayuno de los niños ("¡Tiene mucha mantequilla!"), el mayor me preguntó en dónde estaba mamá. La respuesta: escondida debajo de una cobija en el dormitorio de las visitas.

Adoro a mis hijos más que a nada en el mundo. Pero en esos días de desvelos no fui el padre que aspiro ser. Estaba de malas con los niños y prácticamente con todo el mundo. Comía mal. (Investigaciones confirman que el sueño corto o interrumpido se asocia con el antojo de alimentos dulces.) No hacía ejercicio. Tomaba (mucho) más café del habitual para no quedarme dormido durante mis largos traslados diarios de la casa a la clínica. Y esta alteración sólo duró unos días; sin embargo, para muchas familias éste es un estilo de vida de años.

Es frecuente que los padres se sientan culpables por las dificultades para dormir de sus hijos. Como a Jane, les preocupa haber arruinado sus hábitos de sueño. O como sus hijos ya no son unos bebés, temen haber perdido una ventana de oportunidad mágica para mejorar sus hábitos de sueño y no cambiarlos sino hasta que salgan de la preparatoria. (Cuando estás cansado es fácil tener pensamientos catastróficos.)

Pero les tengo noticias: no tiene que ser así. Tu hijo puede dormir mejor y tú también. No eres un monstruo por desearlo. Según el dicho, la felicidad de tu hijo es un reflejo de la tuya. Me gustaría darle la vuelta para decir que tu felicidad (o falta de ella) se refleja en la suya. Si no puedes más por la fatiga y la falta de sueño, arréglalo, te lo mereces, y también tu pareja y tus hijos.

No te preocupes por el pasado. Concéntrate en lo que puedes hacer ahora. Pero antes de hablar sobre cómo implementar cambios, discutamos por qué vale la pena hacerlo.

¿En qué te beneficia dormir mejor?

¿Por qué quieres cambiar? Sé que quieres dormir mejor y que tu hijo duerma mejor. No te voy a mentir, en ocasiones este proceso puede ser difícil. Pero las recompensas pueden ser fantásticas. Imagina que:

- Tu hijo se va a acostar sin reclamar, y despierta juguetón y de buen humor a la misma hora todos los días.
- La hora de acostarse es un momento agradable que compartes con tu hijo, comienzan con actividades relajantes, siguen con apapachos y cuando terminan te despides de él con un beso y lo dejas solo en su recámara.

16

- Tu pareja y tú conviven en la noche y comparten actividades que disfrutan, sin los niños.
- Puedes dejar a tu hijo con un familiar o una niñera sin temer que se ponga como loco y con la seguridad de que cuando llegues a casa, estará dormido.
- Despiertas por la mañana y te sientes de maravilla.

Te voy a ayudar. Primero, escribe tres beneficios concretos que imaginas tras leer este libro. No sólo "dormir mejor", sino "dormir mejor para ir a correr temprano con más frecuencia y tal vez correr ese medio maratón que siempre he querido". El simple acto de anotar estas cosas te ayudará a tener éxito. Cuando el entrenamiento para dormir mejor se dificulta —en lugar de mejorar, seguro se complicará—, recordar por qué lo estás haciendo te impulsará a seguir adelante.

¿Por qué yo? ¿Por qué este libro?

Hay muchos libros relacionados con el sueño. Como padre y médico del sueño, he aprendido mucho de muchos de ellos. ¿Por qué escribir otro? Como director del Centro Pediátrico del Sueño de la Universidad de Yale y médico practicante, atiendo a cientos de familias al año, con dificultades como las tuyas. Muchas llevan meses o años con problemas para dormir severos o en apariencia incurables. Este libro aborda los desafíos que enfrentan estas familias. Pero sé que la mayoría necesita soluciones. Tal vez sus problemas son intermitentes, tal vez no tienen acceso a un especialista del sueño, pero necesitan apoyo.

Mi página web, drcraigcanapari.com, ha recibido 2.5 millones de visitas desde su creación en 2012. Me queda claro que la gente está deseosa por encontrar un enfoque más sencillo para resolver los problemas para dormir en su familia. La vida ha cambiado desde que los doctores Richard Ferber y Marc Weissbluth escribieron sus libros en la década de 1980. Ahora es mucho menos común que un padre se quede en casa durante tiempo completo debido a las exigencias de las rutinas laborales en nuestro mundo que funciona 24/7; los horarios para dormir son menos flexibles más escasos que nunca. Las redes sociales nos estresan, ver el Instagram perfecto de nuestros amigos nos hace sentir incompetentes. También son más frecuentes las familias de un padre o una madre soltero, las cuales afrontan desafíos que requieren soluciones novedosas. Para señalar lo obvio, cuando eres el único responsable de los cuidados de tu familia y debes estar en tu escritorio a las 8:00 a.m. en punto, la exigencia por dormir mejor es mayor. También se puede dificultar el entrenamiento para las familias de padres separados que viven en diferentes hogares. Elegir un método consistente para dormir mejor que le funcione a todos los involucrados puede ser como negociar un acuerdo. Estudios también demuestran que los niños en contextos urbanos duermen peor y que el estatus socioeconómico es un factor crucial en el sueño.

Mi enfoque es sencillo, adaptable y claro. A partir de mi amplia experiencia en las clínicas de Harvard y Yale, así como de mi relación con miles de padres que han dejado comentarios en mi página web y me han escrito correos, he creado un enfoque conciso que ayudará a padres de niños de los seis meses hasta la primaria.

Cuando escribí este libro tuve en mente grupos específicos:

- Familias en crisis que necesitan resolver los problemas para dormir de su hijo a la brevedad.
- Padres de niños mayores que han probado técnicas para dormir a sus hijos (como el estallido de extinción, o mejor conocido como "dejar que lloren") sin éxito. La mayoría de los consejos para dormir a los niños mayores no es efectiva. (No te preocupes, también hablaremos de los lactantes.) No importa si tu hijo tiene seis meses o seis años, aquí encontrarás ayuda.
- Padres ocupados que buscan un camino sencillo, con acciones precisas y resolución para una variedad de problemas, pero

que también tenga la flexibilidad de abordar sus necesidades particulares.

El objetivo de este libro es ayudar a los niños a quedarse dormidos y permanecer así durante toda la noche sin intervención. Si los padres siguen los consejos trazados en este libro, lo conseguirán.

¿En qué consiste la magia?

Vamos a cortar el círculo del hábito, el poderoso motor que impulsa muchas de nuestras conductas fundamentales, entre ellas el sueño. El hábito es un ciclo conductual que se repite una y otra vez sin que seamos conscientes de ello, y subyace en muchas de las batallas repetitivas que tenemos con nuestros hijos con respecto al sueño. Repasaremos los detalles en el capítulo 2. Más aún, modificaremos las acciones repetitivas y problemáticas de tu hijo e instrumentaremos cambios en tu propia conducta, para que no tengas que recurrir inútilmente a la lógica o a las amenazas vacías.

Investigaciones sugieren que los hábitos son responsables de casi la mitad de nuestras acciones. De modo que puedes cortar el círculo del hábito para descansar mejor y recurrir a esta técnica para resolver otras conductas. Cuando aprendas a utilizar este poder y sacarle ventaja, podrás extrapolarlo a cualquier situación que esté bajo el control de la conducta automática. Estoy convencido de que mientras investigaba sobre este tema, aprendí a ser un mejor padre. Espero que ocurra lo mismo para ti.

Cómo se estructura este libro

Este libro se divide en tres partes que reflejan los pasos necesarios para ayudar a tu hijo a adquirir independencia para dormir.

1. **Los principios del sueño y el círculo del hábito**. En esta sección, voy a explicar cómo funciona el sueño durante la in-

fancia y a detallar la psicología de los hábitos, la base para mejorar el sueño de tu hijo. Después vamos a sentar los fundamentos para que duerma mejor, abordando aspectos como la cena, hacer la transición a su propia habitación o espacio para dormir y aliviar los temores nocturnos del niño.

2. **Señales para acostarse.** En la segunda parte vamos a reconstruir la hora de acostarse, la cual es clave para una noche de sueño extraordinaria y el primer paso para cortar el círculo del hábito. Tal vez quieras saltarte este paso porque crees que tu ritual nocturno no necesita cambios, pero por favor no lo hagas. A todas las familias que atendemos en nuestro Centro del Sueño les beneficia implementar algunos cambios en su rutina nocturna. Abordaremos los horarios, los espacios y el ritmo. Éste es el comienzo del círculo del hábito. Si aún estás pensando saltarte esta sección, la ciencia podría persuadirte. Cuando los investigadores de Yorkshire, Inglaterra, estudiaron los efectos de acostarse a la misma hora todos los días, se asombraron con los beneficios. Los niños que se acostaban a la misma hora desde pequeños (entre los tres y los cinco años) mostraron mejor rendimiento en lectura, matemáticas y habilidades espaciales. Más aún, estos efectos parecían acumularse: cuanto más se prolongaban los horarios irregulares para acostarse, el efecto era peor.

3. **La verdad sobre las consecuencias.** Éste es el segundo paso para interrumpir el círculo del hábito del sueño de tus hijos y obtener los resultados que quieres: que todos en casa duerman bien. Esta sección abordará cómo responder a la conducta de tus hijos y cómo cambiar para que duerman mejor. Algunas de estas técnicas te resultarán familiares —como dejarlos llorar— y otras, no. Para algunos, el concepto de "entrenamiento para dormir" tiene mala reputación; sin embargo, todas las técnicas en este libro cuentan con una evidencia sólida, tanto por su seguridad como por su eficacia.

En términos generales, estos métodos son entrenamientos para dormir. Si ya has probado sin éxito entrenar a tus hijos para dormir mejor, aquí encontrarás un método que responda a las necesidades de tu familia. Pero primero debes leer la segunda parte. Instituir la hora de dormir de forma clara y consistente facilitará estas intervenciones, incluso si ya las has probado en otras ocasiones sin lograrlo.

> **Algunas personas nacen durmiendo bien, otras aprenden. Trabajemos para que tu hijo duerma de maravilla.**

PUNTOS CLAVE

1. Comienza una bitácora para rastrear los hábitos de sueño de tu hijo. Prefiero las bitácoras con formato de cuadrícula, pues ofrecen un esquema muy completo. Puedes descargar distintos formatos en mi página: drcraigcanapari.com/nevertoolate

2. Consulta con tu pediatra las posibles causas médicas del insomnio descritas en el capítulo 2, es una opción muy asequible. A veces una solución médica sencilla puede resolver los problemas para dormir de tu hijo o facilitar los cambios conductuales que recomiendo en este libro. Por lo menos, podrás descartar esta posibilidad.

3. Anota por qué quieres que tu hijo duerma mejor. Sé que suena un poco hippie, pero confía en mí, funciona. Escribe los beneficios de que tu hijo y tú duerman mejor; tres para cada uno. Pégalos en el refrigerador y léelos todos los días, sobre todo si sientes que las cosas no están saliendo bien o si estás a punto de tirar la toalla.

PRIMERA PARTE

Los principios del sueño y el círculo del hábito

Para entender cómo solucionar los problemas de sueño de tu hijo, es clave identificar cuáles son. En esta sección, revisaremos la evolución del sueño durante la primera infancia (cuando comienzan muchos problemas con el sueño) y también esbozaremos los "Diez mandamientos para dormir bien, para padres y bebés".

Después describiremos por qué la psicología del hábito es responsable de los problemas para dormir de tu hijo y por qué es probable que estés fomentando esta situación, pese a tus buenas intenciones.

Por último, abordaremos tres hábitos cruciales que requieren atención inmediata: dormir juntos, amamantar por la noche y berrinches. Eliminarlos mejorará considerablemente tu vida familiar y sentará las bases para que todos duerman bien (o quizá resolverá los problemas de sueño de tu hijo por completo).

CAPÍTULO 1

LA BIOLOGÍA DEL SUEÑO

Cómo duermen los niños (y cómo lograr que duerman mejor)

OBJETIVOS

- Revisar el desarrollo normal del sueño durante la primera infancia.
- Entender cómo contribuir a que tu hijo adopte buenos hábitos de sueño desde su nacimiento.
- Aprender a utilizar el monitor del bebé, el momento para enseñarle a dormir y más.

Aunque el objetivo de este libro es ayudar a los padres de niños de un año de edad en adelante, comprender la evolución del sueño en la primera infancia es fundamental para identificar cómo surgieron y evolucionaron los problemas para dormir de tu hijo, no importa si tiene menos de un año, uno, tres o si está en edad escolar. Muchos niños que atiendo en el Centro Pediátrico del Sueño "nunca han sido buenos para dormir", según sus padres. Este capítulo esclarecerá por qué tu hijo no duerme bien desde que llegó a casa y también te ayudará a preparar a tu recién nacido para que duerma bien.

El sueño durante los primeros seis meses de vida y más allá

Cuando mi hijo mayor tenía unos seis meses de edad, llevaba más o menos un mes durmiendo toda la noche. Mi esposa y yo estábamos aliviados de haber salido tan rápido de los meses de insomnio que exige un recién nacido, durante los cuales dormía por ratos, se despertaba cada dos o tres horas a comer y después para cambiarle el pañal. Por lo menos a la mitad de los bebés se les quita este hábito de forma natural a los cinco o seis meses de edad, y logran dormir "toda la noche" o —como se define en términos científicos— sin interrupciones, de 10:00 p.m. a 6:00 a.m. Pero después nuestro hijo empezó a despertar primero una vez cada noche y luego entre dos y tres veces para amamantarlo. Estábamos asombrados: ¿por qué ya no dormía toda la noche?

Gradualmente habíamos dejado de utilizar las técnicas tranquilizantes a las que habíamos recurrido cuando era recién nacido: mi esposa lo amamantaba hasta que se quedaba dormido y después lo metíamos a la cuna. Ya podía dormir toda la noche porque había llegado a una edad en la que no necesitaba calorías en la madrugada y podía tranquilizarse solo. Sin embargo, nos habíamos acostumbrado tanto a nuestra rutina de amamantarlo y mecerlo hasta que se durmiera, que desperdiciamos la oportunidad de acostarlo adormilado, pero despierto. Creamos un hábito negativo (estrictamente se denomina "asociación inapropiada al inicio del sueño"), que con frecuencia ocasiona estos despertares nocturnos. En el capítulo 2, hablaremos de cómo este problema obedece la lógica de los hábitos, y en el capítulo 7, compartiré lo que hicimos en mi familia (en la sección titulada "Mis errores durante el entrenamiento para dormir").

Aunque mi trabajo consiste en estudiar la biología del sueño de los niños (y los problemas para dormir), me sorprendió descubrir lo rápido que los cambios en el desarrollo del sueño confunden a los padres. Informarte sobre cómo se transforma el sueño de tu hijo a medida que crece, te ayudará a reconocer por qué sus patrones de sueño se modifican tan rápido en el transcurso de su primer año. También te hará entender las razones que sustentan el proceso de este libro y anticipar problemas con tu próximo hijo.

No soy el primer doctor que recurre a su propia experiencia como padre. Uno de los padres de la medicina del sueño, Nathaniel Kleitman, escribió un artículo muy influyente sobre el desarrollo del sueño durante la primera infancia. En él incluyó una ilustración que a simple vista parece una serie de líneas y puntos, como el código Morse (véase la página 28). Era otro tipo de signos, aquellos que los padres cansados han intentado descifrar desde entonces: los patrones de sueño de un lactante durante los primeros seis meses de vida.

Kleitman reporta que esta niña en particular: "era la primogénita y sus padres le permitieron establecer su propio patrón para dormir y despertar". Se rumora que este padre indulgente fue el propio Kleitman. (Queda claro que le tenía cariño a esta ilustración, pues la empleó para la portada de su libro *Sleep and Wakefulness*, que se publicó diez años después.)

Su estudio demuestra algunas verdades importantes sobre el sueño en los primeros seis meses de vida.

La primera es que el sueño es muy caótico durante el primer y segundo meses. ¿Recuerdas con lujo de detalles las primeras semanas después de la llegada de tu bebé a casa? Yo no. A los bebés les da hambre en la noche, es una respuesta fisiológica, lo cual provoca una aparente inversión del día y la noche. Por suerte, esto se resuelve a las tres semanas de nacidos. Después, adoptan un ciclo de tres o cuatro horas que, en general, sigue un patrón de despertar-comer-dormir. Durante los primeros meses, la duración del sueño es muy variada. Algunos bebés duermen veinte horas al día. Otros entre diez y doce, pero estas doce horas no son seguidas. La distribución de los periodos más extensos de vigilia es más azarosa: a veces durante el día y por desgracia, otras en la noche.

En torno a los tres o cuatro meses de edad, mientras van creciendo y ya no necesitan comidas tan frecuentes, los lactantes pueden empezar a dormir durante lapsos más prolongados durante la noche. A esta edad, entre seis y siete horas de sueño continuo es un periodo razonable. No siempre ocurre durante la noche, un efecto de

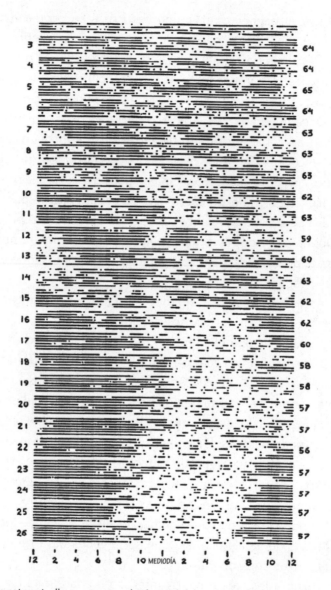

Cada línea de este estudio es una cronología que inicia a mediodía y termina a medianoche de un día cualquiera (parte inferior). Las líneas sólidas representan el sueño. Los espacios en blanco, la vigilia, y los puntos son las comidas. Los números del lado izquierdo corresponden a las semanas transcurridas desde el nacimiento. Los números de la derecha son el porcentaje de tiempo dedicado a dormir en un lapso de veinticuatro horas.

la temible inversión del día y la noche. (Nota para los padres: evitarlo puede resultar difícil. Lo mejor es asegurarse de que el bebé esté expuesto a la luz natural durante el día y a la oscuridad durante la noche, lo que le ayudará a ajustarse a un ritmo natural.)

Alrededor de los cuatro meses (semanas 16 y 17 en la gráfica), la bebé de Kleitman ya adoptó un patrón consistente de dormir por la noche y despertar por la mañana. Sin embargo, hasta las semanas 23 y 24 (más o menos a los cinco meses), la bebé en la ilustración por fin ha conseguido el santo grial: dormir por la noche con interrupciones mínimas.

La gráfica de Kleitman nos muestra un hecho relevante: después de los primeros seis meses de vida, la mayoría de los niños sanos pueden dormir de corrido por la noche. Muchos padres se sienten culpables por poner en práctica el entrenamiento para dormir. No obstante, investigaciones revelan que los niños duermen periodos cada vez más extensos por la noche de manera natural. Al seguir el programa de este libro, fomentarás el desarrollo de tu hijo mediante estrategias para dormir por su cuenta y sin interrupciones.

Seis meses y más allá: empezar a dormir con "normalidad"

Uno de los aspectos más interesantes sobre cómo duermen los niños de los seis meses en adelante es que lo hacen muy parecido a nosotros. Cuando examinamos a niños en el Centro Pediátrico del Sueño, empleamos electroencefalografía (EEG) para estudiar los distintos patrones de las ondas cerebrales que ocurren en la noche. Utilizamos estos patrones para clasificar los tipos (o fases) de sueño. La cantidad y cadencia de las distintas fases del sueño de los recién nacidos difieren mucho de lo que vemos en adultos como tú y yo, pero para los seis meses de edad, los patrones de las ondas cerebrales de los bebés se parecen mucho a los nuestros, con algunas diferencias sutiles. Incluso los niños a quienes les cuesta trabajo dormir, tienen los mismos patrones cerebrales, y buena parte de la noche duermen como cualquier otro niño (aunque sus padres agotados digan lo contrario). Las fases del sueño son:

Fase 1: esta fase es breve, en general, comprende cinco por ciento de la noche que marca la transición entre estar despierto y dormido. Es muy superficial y es normal despertar fácilmente. Si te quedas dormido y despiertas de golpe, estás en la fase uno.

Fase 2: ésta es la fase más común, en el caso de niños y adultos comprende cerca de 50 por ciento de la noche. Es relativamente superficial y sin sueños.

Fase 3: también se le conoce como sueño de ondas lentas o delta, en virtud de las ondas largas y lentas que se muestran en las EEG. Se trata de la fase más profunda del sueño y la más reparadora. En el caso de los niños y los jóvenes, comprende cerca de 25 por ciento de la noche, reduce en la vejez, por eso los ancianos suelen padecer insomnio. Es muy difícil despertar a un niño en la fase tres. Si alguna vez has cargado a tu hijo de su silla para el coche, le has cambiado el pañal, puesto la pijama y acostado en su cuna sin despertarlo, estaba en la fase tres. Como esta fase suele ocurrir durante la primera mitad de la noche, muchos niños con problemas para dormir se van a acostar, pero tres horas después se despiertan y llaman a mamá o papá, en el momento en que ellos se están acostando. En la fase tres se pueden presentar el sonambulismo y los terrores nocturnos.

Sueño de movimientos oculares rápidos (MOR): esta fase comprende más o menos 20 por ciento de la noche y en ella ocurren los sueños vívidos. Si despiertas durante el sueño MOR (por ejemplo, si escuchas tu alarma entre sueños y te despierta), te sentirás completamente despierto, sin el atolondramiento que sientes si tu hijo te despierta con gritos durante la fase tres. Aquí también ocurren las pesadillas. Durante el sueño MOR todos tus músculos se paralizan, salvo el diafragma (el músculo más importante para la respiración) y los músculos de los ojos. En los primeros meses de vida, los lactantes inician el sueño MOR. En los bebés, la parálisis característica de esta fase es incompleta. Por eso es común que se muevan, refunfuñen, suspiren y lloren inmediatamente después de quedarse dormidos. El sueño MOR debe su nombre a los característicos movimientos oculares aleatorios de esta fase.

En el laboratorio de sueño empleamos un mapa nocturno, denominado hipnograma, para mostrar el patrón del sueño durante la noche. Una noche de sueño sigue este patrón. La lectura de la gráfica comienza en la hora de acostarse (izquierda) y termina al despertarse (derecha).

EJEMPLO DE UNA NOCHE NORMAL DE SUEÑO

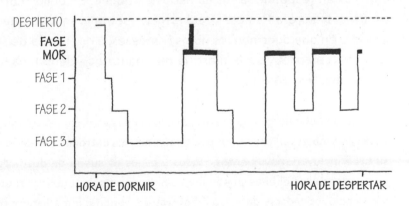

Ten en cuenta lo siguiente: primero, durante el periodo profundo de sueño de ondas lentas, que ocurre al principio de la noche, si pasas a tu hijo de la silla del coche a la cuna, no despierta. Lo segundo, la barra sobre el primer periodo MOR: durante el sueño MOR, despertarse es natural y común. Todos experimentamos estas fases en la noche, sin embargo, si el entorno coincide con cómo te organizaste para acostarte, entonces te vuelves a quedar dormido. (Si te dormiste en tu cama y despiertas en el piso del baño, seguramente no volverás a conciliar el sueño.) Si sólo estuviste despierto cinco minutos, al día siguiente no lo recordarás.

Todos despertamos brevemente por la noche, pero algunos bebés lloran al hacerlo. Investigadores del sueño los denominan "señalizadores", pues avisan cuando despiertan por la noche. Otros bebés se vuelven a dormir sin llamar a mamá o papá ("se consuelan solos"). Tienes cierto control sobre esto. Los investigadores vieron videos de varios padres acostando a sus hijos, y descubrieron que los lactantes de tres meses a quienes acostaron adormilados, pero despiertos, tendían a dormirse solos si despertaban en la madrugada. Otros factores que anticipaban que los bebés durmieran mejor eran pasar más tiempo durmiendo en la cuna (y no en la carriola, silla del coche, columpio o cama de los papás) durante el primer año de vida, y que los padres tardaran más en responder a sus llamados de noche. En el libro *Bringing Up Bébé*, la autora Pamela Druckerman cuenta lo mucho que la asombra lo bien que duermen los niños franceses, a diferencia de sus propios hijos. Lo atribuye a la filosofía de crianza que denomina, un poco en broma, *"la pause"*:

Cuando un bebé llora en la madrugada, los papás van a su recámara, se detienen y observan unos minutos. Saben que los patrones de sueño de su bebé incluyen movimientos, ruidos y ciclos de sueño de dos horas, y que entre ellos el bebé puede llorar. Si lo dejan solo, puede tranquilizarse solo y quedarse dormido. Si entras corriendo e inmediatamente lo cargas, le estás enseñando a despertar por completo. Pero si un bebé francés despierta y llora en serio, sus papás van a cargarlo. ¿El resultado? Es habitual que para los dos meses de edad, los bebés franceses ya duerman solos toda la noche. Se considera que a los seis meses es muy tarde.

Los padres deben conceder a su bebé un momento para quedarse dormido antes de entrar corriendo a su recámara a ponerle un chupón (o biberón o pecho) y con ello reforzar que despierte. Estas respuestas inmediatas a bebés que lloran por la noche suelen ser la base de malos hábitos de sueño, como lo detallaremos en el capítulo 2.

Cronología del sueño, de los seis meses a los seis años

Si acuestas a tu bebé, duerme toda la noche y despierta descansado en la mañana, está durmiendo bien. Si tienes dudas, compara lo que duerme normalmente con estas cifras.

Edad	Horas necesarias de sueño	Patrón de siestas	Notas
Recién nacidos (0-3 meses)	14-17 horas (más o menos)	Cada 1-2 horas	60% de las horas totales de sueño ocurre de noche y 40% de día
Lactantes (4-11 meses)	12-16 horas	3-4 horas al día	Las siestas disminuyen, de 4-5 al día a 1-2 al día: muchos lactantes duermen siestas muy cortas varias veces al día, incluso entre los 9 y 10 meses
Niños (1-2 años)	11-14 horas	2-3 horas al día	En torno a los 18 meses de edad, las siestas disminuyen de 2 a 1 al día
Edad preescolar (3-5 años)	10-13 horas	Es común que ya no duerman siestas.	Cerca de 15% de los niños de 5 años siguen durmiendo siestas

Edad	Horas necesarias de sueño	Patrón de siestas	Notas
Edad primaria (6-12 años)	9-12 horas	Ninguna; si tu hijo necesita siestas, no está durmiendo bien por la noche o podría padecer un trastorno del sueño	
Adolescentes (13-18 años)	8-10 horas	Ninguna	

Los diez mandamientos para dormir bien durante el primer año de vida

Todos los niños son diferentes: algunos duermen de maravilla, pase lo que pase; a otros les cuesta, incluso si los papás hacen todo perfectamente. Sin embargo, hay algunas prácticas que te ahorrarán muchas noches espantosas si las adoptas desde el principio. Créeme, yo mismo ignoré varias y me arrepentí.

1. El mejor momento para comenzar una rutina para acostarse es cuando tu bebé llega a casa del hospital

O bien, hoy. A los niños les sientan bien las rutinas. (También a los padres.) Incluso a los recién nacidos, aunque durante las primeras semanas los papás se benefician más. Cuando el bebé llega a casa del hospital, el ambiente se siente un poco caótico, y una rutina predecible para acostarse ayuda a estabilizar las cosas. Consulta la segunda parte de este libro para saber cómo crear la mejor rutina nocturna posible. Por el momento, sugiero que sea sencilla, como explicaré en breve.

2. Si amamantas a tu bebé, enséñale a tomar biberón en cuanto se establezca la lactancia

Como la mayoría de los pediatras, soy muy entusiasta de la lactancia. Tiene demasiados beneficios para las madres y los bebés como para enumerarlos. Sin embargo, he visto a muchas familias caer en la trampa de amamantar de manera exclusiva durante los primeros meses, lo que resulta en que el niño no quiera más que pecho. Este hábito dificulta las cosas para la familia entera pues margina a los demás adultos y a mamá no le queda más remedio que acostar al bebé diario y amamantarlo en la madrugada cada que lo pida. También puede complicar que mamá regrese a trabajar, si es su plan. En cuanto se consolide el suministro de leche, enséñale a tomar biberón, y de preferencia que se lo dé el padre, o el otro adulto responsable de su cuidado. El mejor momento es entre las cuatro y las seis semanas de edad, cuando se afiance el suministro de leche. Del mismo modo, no temas usar chupón, incluso desde el principio. Pese a los argumentos en su contra, los bebés no los confunden con el pezón y no provocan que no quieran amamantar. Con ellos, se tranquilizan solos y pueden incluso disminuir el riesgo del síndrome de muerte súbita del lactante (SMSL).

3. Asegúrate que la rutina nocturna sea sencilla y que un solo adulto pueda hacerse cargo

Cuando mi primer hijo llegó a casa del hospital, mi esposa y yo lo acostábamos juntos, era hermoso, pero complejo, pues lo bañábamos, le poníamos crema, le cantábamos, le contábamos un cuento, lo arrullábamos y ella lo amamantaba. Para mi segundo hijo el proceso no fue tan complicado porque también debíamos encargarnos del primero, y aun así funcionó. Los bebés no necesitan rutinas elaboradas. Si bañarlo antes de dormir es abrumador, hazlo en otro momento. Que sea sencillo: cuento, canción, arrullo y cama.

4. Asegúrate de que todos los adultos de casa participen en la rutina nocturna

Los padres cansados siempre me cuentan la misma historia: "¡Mi esposo [o esposa] no lo puede acostar! Sólo yo lo hago". También cuando sólo la mamá alimenta al bebé (inciso dos), es una receta para que sólo ella termine agotada. Ambos padres o los adultos responsables de su cuidado deben sentirse cómodos con la rutina nocturna para acostar al niño desde pequeño. Si eres el principal responsable de su cuidado y sientes que nadie más puede hacerlo, necesitas salir con tus amigos en la noche. Te prometo que tu pareja lo resolverá. Y no pasa nada si contratas a una niñera. Naturalmente te sentirás nervioso. Si puedes, empieza con los abuelos las primeras veces que salgas.

5. A partir de los tres o cuatro meses de edad, acuesta a tu bebé adormilado, pero despierto

Inténtalo, tanto para la noche como para las siestas. Si la primera vez es un desastre, cárgalo y vuélvelo a intentar en una o dos semanas. No temas si tu bebé se queja, es natural. A esta edad, los gritos histéricos son otro drama, sin embargo, indican que tu bebé necesita que lo ayudes a dormir. Inténtalo dentro de una semana.

6. No entres corriendo a la recámara de tu bebé en la noche a la primera señal de que está despierto

Recuerdo entrar volando a la recámara de mi hijo al mínimo ruido para ponerle el chupón en la boca y que se quedara dormido rápido. Esto ocasionaba que se despertara cada vez más debido al contacto conmigo. Recuerda a los franceses, el llanto, eructo, gas o ronquido casual no exigen atención inmediata. Tras los primeros meses, es recomendable dejar que tu bebé se queje un poco antes de entrar a su recámara. Con frecuencia, estos despertares breves se resuelven solos.

7. No te obsesiones con el monitor

Es impresionante la cantidad de tecnología que se vende a los padres ansiosos en estos días. Se monitorean recámaras de los bebés a un grado que asombraría al mejor espía de la Guerra Fría: temperatura, movimiento, sonido, niveles de luz, de ambientación, frecuencia cardiaca, etcétera. En mi opinión, la mayoría de esta tecnología es engorrosa, costosa e innecesaria. Los lactantes humanos han sobrevivido miles de años sin videomonitores. Desde luego es bueno escuchar si tu hijo está llorando, pero no necesitas un sistema de vigilancia multisensor. Ahórrate ese dinero y compra un monitor de audio. Los padres me suelen preguntar: "La veo con el monitor y a veces está despierta y en silencio en la noche. ¿Qué hago?". Mi respuesta: apaga el monitor. Consulta la página 44 para saber más sobre monitores.

8. Consulta con tu pediatra sobre compartir habitación con tu bebé durante el primer año de vida

La Academia Estadunidense de Pediatría recomienda a los padres compartir habitación el primer año de vida para prevenir el síndrome de muerte súbita del lactante (SMSL). Sin embargo, tengo serias dudas. Considero que la evidencia no es contundente y el riesgo de desarrollar malos hábitos de sueño es muy alto. La mayoría de los pediatras que conozco está de acuerdo, aunque informan a las familias sobre esta recomendación bajo su propia responsabilidad. Para mayor detalle al respecto, y sobre prácticas nocturnas seguras en general, por favor consulta a tu pediatra y también la sección "Seguridad nocturna en la lactancia", de este capítulo.

9. Durante los primeros meses de edad, dormir en movimiento está bien, pero después, lo mejor es dormir en casa

Cuando nuestro hijo era recién nacido nos encantaba su columpio porque lo tranquilizaba. Una amiga acostumbraba a manejar al Starbucks para que su hijo durmiera la siesta, y manejaba durante horas para que no despertara. Los primeros seis meses, está bien si se trata de una siesta. Sin embargo, cuando tiene más de seis meses tu hijo empezará a habituarse y será muy difícil desengancharse. Sobra decir que en donde sea que duerma tu hijo, debe ser un lugar seguro.

10. Las siestas son difíciles, pero estas técnicas son útiles
No existe la misma cantidad de investigación sobre problemas para dormir la siesta como para dormir por la noche. Sin embargo, en cuanto resuelves las horas de sueño nocturnas, las siestas tienden a mejorar. Además, a medida que avances en el programa para las horas de sueño nocturno que propongo en este libro, deberás seguir algunos principios para la hora de la siesta. (Consulta los capítulos 5 y 9 para más información sobre siestas.)

- **La siesta debe ser corta.** El ritual para la hora de la siesta debe ser una versión simplificada de la rutina nocturna. De modo que si dedicas media hora a acostar a tu bebé en la noche, el ritual para la siesta no debe llevarte más de veinte minutos.
- **Juega con los tiempos.** Después de los seis meses de edad, intenta que duerma la siesta #1 dos o tres horas después de que despierte, la #2 a mediodía y quizás una breve entre 3:00–4:00 p.m. Si no se duerme luego de media hora, levántalo y espera el siguiente horario para reintentarlo.
- **Evita las siestas entrada la tarde.** Es preferible que los niños mayores no duerman siestas después de las 4:00 p.m., a menos que logren quedarse dormidos a la hora de siempre y duerman toda la noche.
- **Respeta la siesta.** Antes de tener hijos, siempre me pregunté por qué mis amigos eran tan estrictos sobre la hora y la duración de las siestas de sus hijos. Pero después tuve hijos y me quedó claro el precio de saltárselas. Mi hijo se sentía miserable y nosotros también. Naturalmente, aprendimos a respetar las siestas y la hora de acostarse casi con fervor religioso.

- **Siestas en movimiento (carriolas, sillas para coche y columpios), sobre todo las cortas, no son tan buenas como en la cuna o bambineto.** La calidad del sueño no es igual de profunda y puede provocar asociación al inicio del sueño (véase el capítulo 2).

Para más información sobre los momentos propicios para las siestas, dirígete al capítulo 5.

Seguridad nocturna durante la lactancia

A nadie le gusta hablar del riesgo del síndrome de muerte súbita del lactante (SMSL). Es un tema aterrador. Recuerdo la primera noche en casa con mi hijo. Desperté la mañana siguiente con la luz del sol y estaba seguro de que había muerto mientras dormía. Por fortuna estaba bien y dormía profundamente. Pero todo padre de un lactante ha experimentado este miedo de primera mano y, tristemente, algunos han perdido a sus hijos por causa del SMSL o asfixia accidental. Estas muertes ocurren durante el primer año de vida y el mayor riesgo se produce entre los dos y seis meses de edad. Por suerte, cada vez son menos frecuentes, en gran parte debido a la campaña "A dormir de espaldas", de principios de la década de 1990, la cual recomendaba a los padres acostar a los lactantes de espaldas. Esto reduce el riesgo del SMSL por mucho.

La Academia Estadunidense de Pediatría recomienda las siguientes prácticas para reducir los riesgos relacionados con el sueño de los bebés:

- Acuesta a tu bebé únicamente boca arriba para dormir (no es necesario cuando ya pueda darse la vuelta él solo).
- Utiliza un colchón firme sin almohadas ni cobijas sueltas, peluches u objetos suaves que puedan causar asfixia. Los protec-

tores de cuna son bonitos, pero no son seguros. Tampoco son recomendables los soportes para cabeza y cuello, no existe evidencia de que sean seguros ni beneficiosos.

- Evita fumar, consumir alcohol o drogas durante el embarazo y la lactancia.
- Ofrécele chupón (si lo acepta) hasta por lo menos los seis meses de edad.
- Vacúnalo.
- Evita el sobrecalentamiento. Tu bebé sólo necesita una cobija más que tú.
- Comparte la habitación con tu bebé, pero no la cama.

Desde luego, muchas familias eligen dormir con sus bebés en la misma cama, y en muchas culturas es natural compartirla con lactantes y niños. Es un tema complicado, por decir lo menos. Los pediatras hemos estigmatizado dormir con los lactantes, al punto de que muchas familias lo hacen furtivamente, sin decirles a sus médicos. Si quieres compartir una superficie para dormir, es fundamental hacerlo con seguridad.

Es preciso que los lactantes con mayor riesgo de SMSL NO compartan la cama con sus padres. Si alguna de estas condiciones ocurre en tu casa, definitivamente no debes compartir la cama con tu bebé:

- Tu bebé es prematuro.
- Tu pareja o tú consumen alcohol o drogas antes de acostarse de forma rutinaria.
- La mamá de tu bebé fumó durante el embarazo o cualquiera de los adultos en casa fuma.

Asimismo, saber elegir la superficie para dormir es importantísima. Los lactantes humanos no evolucionaron para dormir en colchones suaves con colchoneta superior, rodeados de almohadas suaves y mantas. Si eliges dormir con tu bebé, hazlo en un colchón firme.

En 2016, cuando la Asociación Estadunidense de Pediatría actualizó sus políticas, reforzó la recomendación sobre compartir habitación con los lactantes. Sin embargo, considero que aumenta el riesgo del trastorno de las asociaciones con el inicio del sueño. Además, la recomendación se sustentó en una investigación anterior a la campaña "A dormir de espaldas", de modo que es difícil saber si se obtienen beneficios cuando se siguen las otras recomendaciones. Un estudio reciente demostró que los niños que compartían la habitación con sus papás, dormían menos que los que no. Pero más importante aún, era más probable que los padres que compartían recámara con sus bebés los expusieran a situaciones peligrosas mientras dormían (como en un sillón o una silla). Esto sugiere que compartir habitación supone mayor riesgo de lo que señala la AEP.

¿Qué tan pronto puedes entrenar a tu lactante para dormir?

En fechas recientes, un grupo de pediatras de Manhattan llamó la atención porque recomendó dejar llorar a los lactantes de dos meses de edad para enseñarles a dormir. Aunque el enfoque puede funcionar, no existe evidencia que lo respalde. A los dos meses de edad, la mayoría de los lactantes no duerme toda la noche, en cambio a los cuatro o seis meses se produce un cambio natural.

La evidencia señala que entrenar a los niños para dormir no les hace mal (en el capítulo 7 voy a revisar esta evidencia a detalle), sin embargo, los estudios que conozco examinaron técnicas de entrenamiento para dormir (como dejarlos llorar) en lactantes más grandes; el mejor estudio de la seguridad a largo plazo de dicha técnica comenzó con una intervención a los siete meses de edad. No sé si estos resultados se puedan extrapolar a un lactante de dos meses.

Los primeros seis meses de vida constituyen un periodo de maduración neurológica acelerada muy notorio en el cambio en los patrones de sueño. Durante los primeros meses de vida, los lactantes pasan la mayor parte del tiempo dormidos, lo que indica que el sueño es fundamental en su desarrollo. A los tres meses, la mayoría de los bebés tiene patrones de sueño estables, con periodos extensos de sueño nocturno bien definidos y periodos de vigilia relativamente largos. Me da la impresión de que las intervenciones de sueño entre los cuatro y los seis meses ayudan a guiar a los lactantes a quienes aún se les dificulta conseguir un periodo normal, en términos biológicos, de sueño constante; mientras que a los dos meses de edad se centra en bebés con patrones normales de vigilia nocturna y los obliga a comportarse como si tuvieran el doble de edad. Estoy de acuerdo, es más fácil entrenar a un lactante más pequeño, pero recomiendo esperar hasta los cuatro o seis meses de edad.

Encontrar el mejor momento para entrenar en la lactancia

¿Cómo encontrar el momento óptimo para hacer esta transición con mínimo llanto y quejas? No hay una fórmula mágica y creo firmemente que el sueño de cualquier niño se puede trabajar a cualquier edad si tiene dificultades. Sin embargo, a los cuatro meses es buena edad para empezar. Tu hijo te puede dar algunas señales de que está listo, por ejemplo, si empieza a dormir más en la noche (entre cuatro y seis horas, a diferencia de despertarse cada tres horas). Otra señal es cuando tu hijo lleva tiempo durmiendo mejor, pero empieza a despertar con más frecuencia de nuevo: es exactamente lo que le pasó a mi hijo. Si te das cuenta a tiempo, puedes iniciar el entrenamiento del sueño sin mucho lío con el siguiente método.

Por desgracia, en el caso de mi hijo, no leímos las señales. Nos negamos un poco a reconocer que era momento de entrenarlo. Dedicamos un par de semanas a esperar que las condiciones fueran mejores; tal vez te ha pasado. Hasta que mi esposa y yo acordamos que era hora de acostarlo adormilado, pero despierto.

No fue fácil, sin embargo funcionó. (Para más detalles, consulta "Mis errores durante el entrenamiento del sueño, en el capítulo 7.) Si tuviera que hacerlo de nuevo, lo haría diferente. Cuando tienes un lactante, las opciones son pocas. No puedes usar una gráfica de premios o convencer a tu bebé de que cambie su conducta. Pero puedes emplear una estrategia que ahora recomiendo a los padres de los lactantes; se trata de una versión abreviada de lo que hacemos en el resto del libro.

- Sigue los diez mandamientos de la página 34.
- Elige un buen momento para empezar. Asegúrate de darte tiempo suficiente para obtener buenos resultados o un buen colchón, como lo describo en el capítulo 2.
- Prueba acostando a tu bebé más tarde (entre veinte y treinta minutos después). Así lo acostarás más cansado, una estrategia útil.
- Prueba modificando tu rutina nocturna para no relacionar la lactancia con el inicio del sueño. Por ejemplo, en vez de baño ▶ cuento ▶ canción ▶ amamantar ▶ cama, cambia el orden a amamantar ▶ baño ▶ cuento ▶ canción ▶ cama. Es una oportunidad excelente para que quien no amamanta tenga un papel más activo al acostar al bebé. En el capítulo 6 refiero cómo utilizar el embudo de la hora de acostarse para refinar la rutina nocturna, pero para los lactantes es esencial amamantar más temprano en la secuencia de esta rutina.
- Acuesta al bebé en su cuna adormilado, pero despierto.
- Si tu bebé se queja un poco, intenta salir de su recámara, a ver cuál es su reacción. Si es un desastre, inténtalo en un par de semanas, déjalo llorar o acuéstate a un lado de su cuna. Estos métodos se detallan en el capítulo 8.

En cuanto se formalice esta rutina nocturna, los despertares en la madrugada irán desapareciendo poco a poco. Amamantar con frecuencia a esta hora, los reforzará. Para mayor información sobre cómo amamantar o alimentar en la madrugada, revisa el capítulo 3.

Si eres consistente, tu bebé debería quedarse dormido con mayor facilidad en 3 o 5 días. No te asombres si en lugar de que la situación mejore, empeora un poco; este fenómeno se denomina arranque previo a la extinción y lo detallo en el capítulo 3.

Cuando se trata de monitores, menos es más

Ésta es una pregunta que me hizo una mamá en mi página web:

> *Mi bebé de un año y un mes se despierta varias veces en la noche, lo sé gracias al monitor en mi buró, de lo contrario no me enteraría. (¡Estoy haciendo un esfuerzo por desengancharme del monitor!) Durante estos momentos de vigilia, se queda dormido solo, sin mucho ajetreo, nunca hace falta que entre a su recámara. ¿Qué hago?*

Mi respuesta: apaga el monitor cuando te acuestes, siempre y cuando escuches a tu bebé. La mayoría de los papás duermen en una habitación cerca de la de su hijo, al alcance del oído. No necesitas despertar si tu hijo está haciendo gorgoritos en su cuna. Esto es más común de lo que crees y entrar corriendo en cuanto tu bebé se mueve sin duda fomentará el hábito de despertar en la madrugada.

Existe un monitor que rastrea información como ritmo cardiaco, sonido y movimiento. Estos aparatos se aprovechan de los peores temores de los padres y no está demostrado que disminuyan el riesgo de SMSL. Incluso los monitores de uso profesional que recetan los médicos no garantizan la seguridad del bebé mientras duerme. En cambio, dan a los padres una falsa seguridad o los ponen nerviosos, pues producen una serie de falsas alarmas. Yo nunca compré un aparato de esa clase y tampoco recomiendo su uso.

Durante el primer año de vida, el sueño es un reto. El control que tienes es limitado, sobre todo al principio, y buena parte de la alteración del sueño es natural y esperada. Al seguir los pasos enumerados arriba, sentarás las bases para que todos duerman bien en casa. Sin embargo, pese a tus mejores esfuerzos, la alteración de los patrones de sueño puede afianzarse. (Quizá ya la estás experimentando.) En el capítulo 2, hablaremos de cómo surgen los malos hábitos de sueño. Comprender la naturaleza de estos hábitos te permitirá cambiarlos.

PUNTOS CLAVE

1. Si tienes un lactante, identifica si ya está listo para dormir solo. ¿Está durmiendo por periodos más largos y de manera natural? ¿O acaso ya estaba durmiendo mejor y después volvió a despertarse varias veces en la noche? Lleva un diario sencillo para no ignorar estas señales.

2. Sigue los "Diez mandamientos para dormir bien" (en la página 34).

3. Asegúrate de que tu hijo duerma en un entorno seguro: sin mantas suaves ni almohadas y en un colchón firme.

4. Si utilizas un monitor para bebé, considera si puedes vivir sin él. ¿Escuchas a tu bebé si llora en la noche sin él?

5. Si tu bebé tiene cuatro meses o más, intenta acostarlo adormilado, pero despierto.

CAPÍTULO 2

ROMPER EL CÍRCULO DEL HÁBITO DEL SUEÑO

La clave para resolver los problemas para dormir

OBJETIVOS

- Entender que los problemas comunes con el sueño siguen la lógica de los hábitos.
- Reconocer que los problemas del sueño de tu hijo desencadenan hábitos que perpetúan el ciclo de insomnio.
- Evitar obstáculos que dificultan adoptar mejores hábitos de sueño.

Como padre, necesitas recordar dos cosas. La primera, todos los niños tienen la capacidad para dormir bien. Segunda, la mayoría de los niños con dificultades para dormir tiene un obstáculo que superar: sus padres. En este capítulo definiremos por qué dormir mal es un hábito negativo, describiremos algunos hábitos negativos comunes y por qué modificar los tuyos es crucial para cambiar los de tu hijo.

Los padres: el mayor obstáculo para dormir bien

En el capítulo 1 hablamos de que durante la lactancia es completamente natural que los niños despierten en la noche. Para algunos padres afortunados, sus hijos duermen bien sin importar lo que ellos hagan. Otros padres se esmeran mucho para entrenar a sus bebés a fin de que duerman bien y lo consiguen. Pero a veces los problemas del sueño no se abordan con facilidad durante la lactancia, o tal vez se resuelven y reaparecen.

Para cuando un bebé cumple seis meses de edad sin dormir toda la noche, sus padres están agotados y sólo intentan sobrevivir. Y los padres exhaustos suelen reforzar conductas que no les convienen: les dan gusto constantemente y eligen el camino de menor resistencia con tal de que su bebé se duerma. Seguro no te agrada que tu hijo despierte todos los días a las 2:00 a.m., pero acostarlo en tu cama garantiza que lo siga haciendo.

La realidad sobre la crianza es que no puedes controlar la conducta de tus hijos de forma directa. Los padres de adolescentes lo saben de sobra, pero si tu hijo es pequeño, quizá tengas la ilusión de ejercer control. Si tu hijo de dos años se niega a subirse al coche, lo puedes cargar y sentarlo en donde quieras. No obstante, al obligarlo a hacer algo en contra de su voluntad, en el fondo no estás cambiando su conducta. Tampoco si te das por vencido y lo haces por él. Por ejemplo, ésta es una conversación que tuve con mi hijo la semana pasada (y muchas veces más con anterioridad):

Yo: Campeón, vamos a salir. ¿Te puedes poner los zapatos?
Hijo: No quiero salir.
Yo: ¡Pero vamos por un helado!
Hijo: No encuentro mis zapatos.
Yo: Los tienes enfrente.
Hijo: (Sin entusiasmo, intenta ponerse los zapatos.) ¡No me gustan estos calcetines!
Yo: (Voy por otros calcetines, le pongo los zapatos y reconozco mi fracaso como padre...)

Todos nos hemos dado topes contra la pared a causa de la terquedad de nuestros hijos, y muchas veces conseguir que duerman solos parece imposible. ¿Por qué a tantos padres dedicados y competentes se les dificulta tanto? Los padres que acuden al Centro del Sueño han intentado entrenar a sus hijos para que duerman por la noche, sin lograrlo. Pero hay esperanza, porque es mucho más fácil modificar tu propia conducta que la de alguien más. Para eso, es necesario cambiar nuestra opinión de los problemas del sueño de los niños.

Dormir mal es un hábito negativo

Las dificultades de muchos padres para gestionar los problemas del sueño de sus hijos surgen de un hecho que suele ignorarse: dormir mal es un hábito negativo. Los padres que acuden a mi clínica descubren que esta verdad es sorprendentemente útil. Esto no quiere decir que los expertos del sueño no abordan los hábitos: a fin de cuentas, el *best seller* del doctor Weissbluth se titula *Healthy Sleep Habits, Happy Child [Hábitos de sueño saludables, niño feliz]*. No obstante, la mayoría de los expertos del sueño tienen poco que decir sobre la psicología de los hábitos y cómo nos ayuda o nos pone obstáculos. ¿Por qué repetimos la misma conducta, a sabiendas de que no nos conviene? ¿Y cómo dejar de hacerlo? ¿Cómo adoptar buenos hábitos para desplazar los negativos? Todos estamos familiarizados con los hábitos, pero los mecanismos que los motivan no son tan conocidos. Al entender cómo funcionan, como lo hacen los científicos conductuales, resulta más fácil cambiarlos. ¿Cómo es posible que los padres, ocupados y confundidos, le saquen provecho a un hábito para mejorar el sueño de sus hijos?

Los hábitos son conductas automáticas que realizamos sin esfuerzo consciente, una y otra vez. Adoptamos un hábito realizando la misma acción constantemente como respuesta a determinado factor desencadenante. Los hábitos pueden ser positivos (empezar el día yendo a correr) y ayudarnos a reducir tiempos de respuesta en ciertas situaciones (como pisar los frenos en el coche cuando el auto frente a ti disminuye la velocidad). Sin embargo, los hábitos también pueden ocasionar la repetición automática de conductas indeseables, como salir a fumar un cigarro después de comer o consumir una bolsa de papas fritas cada que te sientas a ver la televisión.

Investigadores que estudian la psicología del hábito explican que todos estos tienen tres partes: (1) un factor desencadenante o señal que lo produce, (2) la conducta rutinaria que identificamos como hábito, y (3) una consecuencia que lo reafirma, premia el hábito y fomenta que se repita. Este círculo del hábito de tres partes (señal, conducta y consecuencia que lo reafirma) se repite, para bien o para mal, a menos que hagamos un esfuerzo consciente por ponerle un alto.

Un ejemplo, si tu hijo te llama llorando por la noche, los despertares biológicos normales desencadenan estos sucesos (señal). El resultado es la conducta de que te llame a gritos y la consecuencia, que vayas a su recámara y lo arrulles hasta que se duerma.

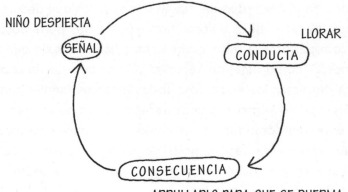

Repetir el círculo del hábito graba patrones claros en el cerebro: en sentido literal, te motiva a continuar con la conducta. Por eso es tan difícil cambiar los hábitos. Y el estrés aumenta la probabilidad de adoptarlos. Por eso es frecuente que los padres agotados repitan los mismos patrones una y otra vez: el cerebro cansado adopta hábitos para que tengas que pensar menos.

Tendemos a pensar que los hábitos son individuales, pero también se pueden presentar entre grupos, incluidas familias. Si tu familia se reúne para comer todos los días en torno a la mesa, es un hábito. Del mismo modo, si en cada una de esas comidas peleas con tu hijo porque no quiere sus verduras, también es un hábito. De hecho, esos patrones representan un conjunto de hábitos de distintos miembros de la familia. Hábitos como no poder dormir no ocurren aisladamente. Pongamos el ejemplo de tu hijo que despierta en la madrugada. Lo normal es que despierte por la noche (señal) y llore (conducta), lo cual provoca que te levantes y lo arrulles hasta que se duerma (consecuencia). Esto refuerza un segundo círculo del hábito: el tuyo. Cuando escuchas el llanto de tu hijo (señal), entras corriendo a su recámara y lo arrullas hasta que se quede dormido (conducta) para que puedas volver a dormirte (consecuencia).

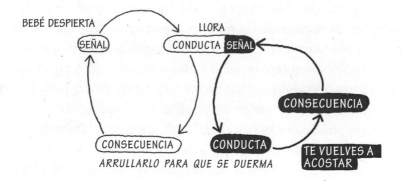

El objetivo de este libro es ayudarte a cambiar tu conducta para crear nuevos hábitos de sueño para tu hijo. La clave será reconocer que tu conducta es consecuencia de las acciones de tu hijo y, muy probablemente, refuerce los hábitos relacionados con el sueño que quieres cambiar. En aras de la simplicidad, otros capítulos se centrarán en el círculo del hábito de tu hijo, en especial en las señales y las consecuencias de su conducta. Pero para ello, primero es necesario reconocer tu propio círculo del hábito y cómo influye en tu hijo.

Cambiar el círculo

En su libro de 2012, *El poder de los hábitos*, Charles Duhigg exploró cómo se crean los hábitos y cómo cambiarlos. Describe la regla de oro para cambiar un hábito: no te metas con la señal o la consecuencia, cambia la rutina en el medio. Duhigg experimentó consigo mismo. Descubrió que todos los días alrededor de las 3:30 (señal) se le antojaba una galleta de chocolate, entonces se dirigía a la cafetería y le dedicaba entre diez y quince minutos a platicar con sus colegas mientras se comía la galleta y luego regresaba a su escritorio. Quería quitarse el hábito de la galleta porque estaba subiendo de peso. Pero se dio cuenta de que lo que se le antojaba era socializar, no el azúcar. Entonces sustituyó la galleta de media tarde con una sesión de socializar sin la galleta y en poco tiempo había reiniciado el círculo del hábito con éxito.

Sin embargo, desengancharse de un hábito y adoptar otro son diferentes en el caso de los niños pequeños por dos motivos fundamentales. Primero, es probable que tú tengas que fomentar los cambios. Tu hijo no levantará la mano para decirte: "¿Sabes qué, papá? He estado pensando y voy a dejar de entrar a tu recámara todos los días a las 4:00 a.m.". (Soy padre de un niño muy madrugador, créeme.) El segundo motivo es más sutil. La regla de oro de Duhigg funciona en el caso de los adultos que pueden tomar la decisión consciente de cambiar su rutina. Pero si quieres cambiar el hábito de tu hijo, no puedes sencillamente sustituirlo con otro. Necesitas hacerlo de forma indirecta: cambiar tu comportamiento rutinario (y por tanto, la consecuencia de tu hijo). Esto se debe a que (repítelo conmigo): no es posible cambiar la conducta de tu hijo directamente. Si quiere llorar, gritar o aventar cosas, no puedes detenerlo. Si no te gusta algo que hace una y otra vez (un hábito negativo), puedes intervenir contracorriente con señales o nadar contra la corriente con consecuencias.

Tomemos un ejemplo sencillo del sueño. Tu hijo se despierta cuando ve el sol desde su ventana (la señal), entonces se levanta y entra a tu recámara (la conducta rutinaria). Lo metes a tu cama contigo (la consecuencia que lo reafirma, y a la vez es tu conducta rutinaria). Le puedes pedir u ordenar no levantarse a las 5:00 a.m. (y seguro lo has hecho), pero apuesto que no ha funcionado. Sin embargo, tus probabilidades de lograrlo aumentarán significativamente si controlas la señal (por ejemplo, si instalas persianas opacas o *blackout* en su habitación) y la consecuencia (regresarlo a su recámara cada que se levanta). Ten en cuenta que al corregir tu conducta, cambias la suya. A veces será suficiente cambiar la señal, otras veces se requerirán ambas. El doctor Alan Kazdin, psicólogo de Yale, ha demostrado que al recurrir a herramientas referentes a la señal y la consecuencia es posible moldear la conducta de los niños, incluso de aquellos con problemas de conducta. En el capítulo 8 hablaremos más sobre los métodos del doctor Kazdin.

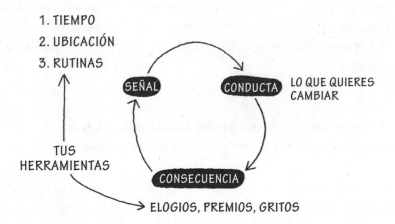

La realidad es que, sin darnos cuenta, los padres premiamos las conductas que queremos cambiar. Algo aún más frustrante: los castigos pueden reforzar conductas indeseables. ¿Recuerdas esa vez que tu hijo hizo algo molesto, le gritaste para que dejara de hacerlo y en ese instante dejó de hacerlo, para siempre? Yo tampoco. Con frecuencia, poner atención a esa conducta molesta fomenta que continúe. ¿Por qué? Porque muchas veces la atención de los padres —sin importar si es positiva o negativa— es la mejor recompensa.

En otras palabras, cambiar los hábitos de tu hijo requiere que cambies los tuyos. No te desanimes. Los padres alimentan el círculo del hábito del sueño de sus hijos, lo cual implica que también tienen el poder de cambiarlo.

Dos círculos del hábito: despertar con frecuencia y negarse a acostarse

Antes de cambiar círculos de hábitos, debemos reconocerlos. Aquí describiré los dos problemas del sueño más comunes. Apuesto a que tu hijo padece por lo menos uno. Ten en cuenta que estoy simplificando estos círculos para mostrar únicamente el hábito de tu hijo, no el tuyo, para ser claro. (El trabajo de cambiar estos hábitos se abordará en la segunda parte, cuando nos centremos en la señal de la hora de acostarse, y en la tercera parte, cuando discutamos cómo cambiar las consecuencias.)

Trastorno de las asociaciones con el inicio del sueño o "¿Por qué mi hijo despierta gritando todas las noches?"

Ha sido una tarde cansada en casa de los Smith. Ayesha tiene catorce meses de edad. Desde que era lactante, todas las noches sus padres la han arrullado hasta que se queda dormida y después la acuestan en su cuna como a las 8:00 p.m. Después sus papás se sientan a ver la tele e intentan relajarse, pero les aterra la noche. Cuando se acuestan, a eso de las 11:00 p.m., escuchan los gritos de Ayesha. Entran corriendo a su recámara para acariciarle la espalda para que se quede dormida más rápido. Estos despertares continúan toda la noche, cada sesenta o noventa minutos. Cuando despierta a las 5:30 a.m., Ayesha está de malas y sus padres están agotados, y no pueden darse el lujo de dormir dos siestas hoy. Podría parecer que su problema consiste en despertar en la madrugada, pero se origina a la hora de acostarla. Padece lo que en sentido estricto se denomina "insomnio conductual de la infancia, subtipo de las asociaciones con el inicio del sueño".

¿Recuerdas que en el capítulo 1 ilustré cómo es una noche normal de sueño? En el caso de un niño que se queda dormido solo, es así:

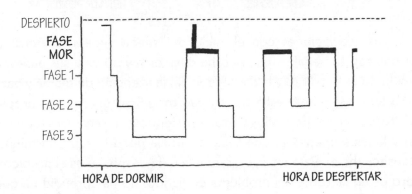

EJEMPLO DE UNA NOCHE NORMAL DE SUEÑO

La barra vertical sobre el primer periodo MOR representa los despertares naturales. Todos despertamos en la noche, pero no recordamos, siempre y cuando las condiciones en las que lo hacemos sean las mismas que cuando nos quedamos dormidos. Si un niño está acostumbrado a quedarse dormido solo, no va a llamar a sus papás cuando despierte en la noche.

Los niños con asociaciones inapropiadas al inicio del sueño necesitan la presencia de mamá o papá para quedarse dormidos, como Ayesha. De modo que cada vez que Ayesha despierta y no ve a sus papás, llora, y sus papás acuden a dormirla.

ASÍ ES TU NOCHE DE SUEÑO

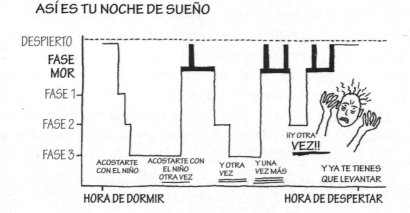

Las asociaciones con el inicio del sueño siguen la lógica de los hábitos. La señal es que Ayesha despierta y no ve a sus papás. La conducta es que llora y la consecuencia, la atención de mamá y papá. Pero los papás de Ayesha tienen que modificar uno de sus propios hábitos. Cuando llora, ellos entran corriendo a su recámara (conducta) y la recompensa es que toda la familia puede seguir durmiendo (consecuencia). Para los padres, que la niña despierte es el problema, pero es un síntoma del problema de fondo: no ha aprendido a quedarse dormida sola a la hora de acostarse.

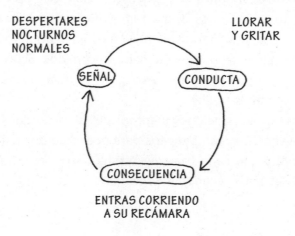

Resistencia para acostarse o "¿Por qué mi hijo no quiere acostarse?"

La palabra "hora de acostarse" evoca imágenes de leche tibia, apapachos, mamelucos y cuentos. Debería ser el remate del día para padres e hijos. Sin embargo, para muchos, el simple hecho de pensar en ese momento provoca que se les suba la presión: saben que significa una batalla eterna. Se le conoce como resistencia para acostarse, aunque en jerga científica es "insomnio conductual de la infancia, subtipo ausencia de límites". Los niños con este problema tienen entre dos y ocho años. No suele ser relevante hasta que los niños se pasan de la cuna a la cama. Por eso cambiar a un niño que tiene problemas para dormir de la cuna a la cama es mala idea, pues puede empeorar estos problemas. (En el capítulo 4 explico la transición entre cuna y cama más a fondo.)

En cuanto sales de la recámara, suspirando aliviado y soñando con lavar los trastes o ponerte al día con tu serie favorita, escuchas que se abre la puerta y oyes pisadas diminutas. Así empieza una serie de "ovaciones finales" (solicitudes insistentes de atención después de haberlo acostado, como cuando baja el telón y el actor vuelve al escenario para recibir más aplausos), el segundo sello distintivo de la resistencia para acostarse. Algunos ejemplos clásicos que me han tocado:

"Quiero agua."

"Necesito otro abrazo."

"¿Me acaricias un poquito más la espalda?"

"Quiero otro cuento."

"Tengo miedo" (sin señal aparente de temor o inquietud).

"Necesito ir al baño otra vez."

"¿Puedes revisar que no haya monstruos en el clóset?"

"Tengo muchas ganas de ir al baño, prometo que es la última vez."

(En una edición del programa de radio *Morning Edition*, de la estación de radio pública NPR, describieron la mejor ovación final del mundo: un niño con una prótesis ocular se la quitaba y aventaba al piso, pues sabía que en cuanto sus papás la oyeran rodando en el suelo, entrarían corriendo a su recámara. Jaque mate.)

Ahora bien, todos los padres han tenido que lidiar con un niño que intenta retrasar la hora de acostarse o que hace alguna petición peculiar. Es normal. No obstante, la resistencia para acostarse se caracteriza por retrasar el inicio del sueño una hora o dos después de la hora habitual de dormir.

Esto se adapta bien a nuestro formato de los hábitos: la señal es iniciar los preparativos para acostarse. La conducta es pelear, recurrir a las ovaciones finales y los berrinches que resultan de ellos. Y la consecuencia es tu respuesta.

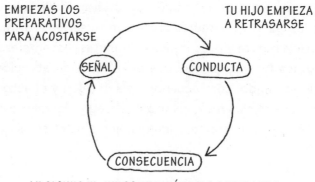

Si tu hijo tiene este problema, te garantizo que tu respuesta está reforzando sus batallas nocturnas. Tal vez cedes o discutes. Tal vez pierdes la paciencia. Queda claro que ninguna respuesta está funcionando.

¿QUÉ PASA SI MI HIJO SE NIEGA A ACOSTARSE Y SE DESPIERTA VARIAS VECES EN LA MADRUGADA?

En general, los niños que se niegan a acostarse no suelen despertar en la madrugada. Sin embargo, muchos desarrollan asociaciones inapropiadas con el inicio del sueño. Puede ser que un niño se niegue a acostarse hasta que su papá se rinda y le vuelva a acariciar la espalda. Esta combinación de trastorno por asociaciones inapropiadas con el inicio del sueño y el insomnio por ausencia de límites, es el insomnio conductual más común que atiendo.

La solución está en la hora de acostarse

El secreto para entender ambos trastornos radica en la hora de acostarse. Se trata de tu mayor ventaja para generar cambios en su conducta. Y tienes mucha más energía y fuerza de voluntad cuando acuestas a tu hijo temprano que a medianoche (o a las 2:00 a.m. o las 4:00 a.m.). Con frecuencia, es precisa una intervención nocturna. Desde hace muchos años, una clínica en Zúrich se ha centrado de forma exclusiva en ajustar el tiempo y la naturaleza de la rutina nocturna, y ha obtenido buenos resultados. Por suerte, al mejorar la rutina nocturna (como se describe en la segunda parte) y gestionar tu respuesta a la necesidad de tu hijo de llamar la atención (como se describe en la tercera parte), debería arrojar resultados pronto. Mejorar la rutina nocturna de tu hijo no requiere mucho esfuerzo y las recompensas son enormes, así que lo abordaremos primero. Si tu hijo sigue teniendo problemas para dormir, intentaremos cambiar las consecuencias.

Recuerda que controlas dos tercios del círculo de hábitos de tu hijo. Tienes el poder para efectuar cambios, aunque como en el caso de todo hábito, tendrás que ser consistente, paciente y resuelto.

Cuando no es un hábito: la salud y el sueño

Lo primero que hago en el Centro del Sueño cuando atiendo a niños con problemas para dormir es descartar enfermedades que puedan ocasionar sus dificultades. ¿Por qué? Es común que al tratar un padecimiento desconocido o que no había recibido tratamiento, se resuelvan o mejoren los problemas con el sueño. Algunos padecimientos pueden boicotear incluso las mejores intervenciones conductuales. Además, los padres necesitan tener la seguridad de que los problemas de sueño de su hijo no son parte de una enfermedad.

Existen varios trastornos comunes que pueden alterar el sueño:

- **Apnea obstructiva del sueño**: se caracteriza por roncar, respirar con dificultad y ahogarse por la noche. La causa es una obstrucción recurrente en la vía respiratoria superior (entre la nariz y la laringe). Entre los niños, las causas más comunes son anginas y adenoides muy grandes, aunque existen otros factores, como la obesidad. Si tu hijo ronca por las noches, consúltalo con tu pediatra. Quizá te remita con un otorrinolaringólogo u ordene una prueba de sueño nocturno.
- **Síndrome de las piernas inquietas**: uno de cada cincuenta niños lo padece y muchas veces no se diagnostica. Si tu hijo parece inquieto o se queja de que le molestan las piernas en la noche, vale la pena consultarlo con tu pediatra. Los síntomas frecuentes son: sensaciones de cosquilleo u hormigueo, demasiada energía o sentir las piernas calientes. En ocasiones, basta con un tratamiento de hierro si los niveles de ferritina están por debajo de 40 mg/ml (tu médico lo puede determinar mediante un examen de sangre). Es importante que un médico supervise el tratamiento con hierro pues una sobredosis puede ser peligrosa. Otros medicamentos también ayudan. Algunos niños con piernas inquietas también tienen movimientos rítmicos, denominados movimientos periódicos de las extremi-

dades, que se pueden detectar mediante pruebas de sueño nocturno. Estos también pueden contribuir a las alteraciones del sueño y a los despertares nocturnos.

- **Parasomnias:** condiciones en las que el niño dormido actúa como si estuviera despierto: hablar dormido, sonambulismo y temores nocturnos. Más adelante ahondaré en el tema.

Otros trastornos que pueden alterar el sueño nocturno:

- Toser en la noche a causa de un asma mal tratada, goteo posnasal causado por alergias o reflujo.
- Dolor estomacal ocasionado por reflujo, alergias, intolerancia a la lactosa o estreñimiento.
- Comezón en la piel causada por eccema.

Si sospechas que tu hijo está experimentando cualquiera de estos padecimientos, acude con tu pediatra. Si es necesario, te solicitará un examen de sueño nocturno, en el cual técnicos monitorean una noche de sueño de tu hijo para identificar problemas subyacentes.

Cosas que dan miedo en la noche: temores nocturnos, sonambulismo y hablar dormido

Las *parasomnias* más frecuentes comparten algunas características:

- Normalmente (aunque no siempre) suceden en la primera mitad de la noche. En especial, un par de horas después de acostarse. Esto se debe a que surgen del sueño más profundo, de ondas lentas o fase 3.
- Durante estos sucesos, los niños se muestran inquietos y confundidos. Es difícil consolarlos y si intentas hablar con ellos, la conversación no tiene ningún sentido.

- Después de estos episodios, no les cuesta trabajo volverse a dormir. (Aunque a ti sí.)
- Es normal que tu hijo no recuerde estos incidentes al día siguiente.
- Es común que existan antecedentes familiares de sucesos como estos en parientes de primer grado (padres y hermanos).
- Normalmente (aunque no siempre), se resuelven en la adolescencia.
- En la adolescencia y adultez, estos episodios son más largos y severos.

Los *temores nocturnos* desconciertan mucho a los padres. De repente escuchas los gritos frenéticos de tu hijo. Subes corriendo a su recámara y él no parece verte. Grita tu nombre, pero cualquier esfuerzo por consolarlo es en vano y hasta parece inquietarse más. Los síntomas propios de una respuesta instintiva de supervivencia son comunes: sudoración, ritmo cardiaco agitado, pupilas dilatadas. Después de unos diez minutos, los gritos se vuelven sollozos y se queda dormido otra vez. Al día siguiente no recuerda nada, pero tú sí. Estos sucesos son relativamente infrecuentes y le suceden a cerca de seis por ciento de la población infantil.

El *sonambulismo* es el acto de caminar durante el sueño de ondas lentas. Los niños parecen tranquilos, al grado de que se podría pensar que están despiertos. Una de las manifestaciones más comunes es que en la madrugada, tu hijo se materialice al lado de tu cama, sin decirte nada, pero no del todo "presente". Es poco frecuente que el niño esté inquieto. Recuerda que los sonámbulos son capaces de realizar labores complejas como abrir puertas o prender la estufa. Si salen de casa, pueden lastimarse. El sonambulismo le ocurre a 15 por ciento de los niños en algún punto, una proporción menor (1-6 por ciento) experimenta estos episodios por lo menos una vez por semana.

Los *despertares confusionales* son la versión más suave y menos interesante de los temores nocturnos y el sonambulismo. Ocurren en un lapso similar a los episodios anteriores y en general están acompañados de gemidos, conversación, y quizás un poco de movimiento en la cama. Suelen durar más que los temores nocturnos —es común entre cinco y quince minutos—, pero son más suaves.

Hablar dormido (o somniloquía) es muy común, tanto que no estoy convencido de que sea un trastorno *per se*. Sin embargo, como todas las parasomnias, les puede ocurrir a niños con trastornos que resultan en alteraciones del sueño, como apnea obstructiva del sueño.

¿Cómo tratar estas conductas? En general, si la conducta no es frecuente, no hay motivo para preocuparse. Sin embargo, episodios recurrentes o severos deben consultarse con un médico. Contempla los siguientes pasos:

- Asegúrate de que tu hijo duerma bien, pues la falta de sueño es un factor desencadenante.
- Garantiza un entorno seguro para dormir. En casa ten puertas con doble cerrojo (es decir, que necesites abrir con llave para salir) o cerraduras de seguridad lejos de los niños. Cuando viajes, contempla llevar una alarma portátil.
- Administra sedantes a tu hijo sólo en casos severos o cuando un episodio nocturno pueda ser peligroso (sobra decir que el pediatra de tu hijo debe recetar y supervisar el tratamiento).
- Prueba los despertares programados, una técnica mediante la cual los padres despiertan a los niños en la noche unos treinta minutos antes del temor nocturno o el episodio de sonambulismo. Hacer esto todas las noches durante un mes parece reducir la frecuencia y severidad de estos episodios. Tu hijo debe estar despierto al grado de que pueda hablar contigo. Hay dos desventajas: es raro, pero los despertares programados pueden desencadenar un episodio, o bien, contribuyen a las alteraciones del sueño.

Dificultades de los padres

De acuerdo, ya sabemos en qué consiste un hábito. Debería ser fácil adoptar buenos hábitos de sueño, ¿no? No del todo. Primero, es preciso reconocer que, sin querer, creaste los malos hábitos gracias a los cuales tu hijo duerme mal. Estos obstáculos pueden frustrar tus intentos por mejorar la conducta de tu hijo. Los describiré brevemente, pero en el capítulo 7 lo haré con más detalle.

Inconsistencia

Éste es uno de los responsables de los malos hábitos de sueño y por el cual el entrenamiento para dormir fracasa con mayor frecuencia. Se trata de un problema con las señales y las consecuencias. A continuación, algunos ejemplos:

- La hora de dormir de tu hijo es distinta durante la semana, lo mismo en el caso de las siestas. Es bueno variar un poco, pero en general, estos sucesos deben ocurrir a la misma hora todos los días.
- Tu pareja y tú hacen cosas distintas a la hora de dormir, por ejemplo, mamá se acuesta con Beth hasta que se queda dormida, pero papá sale de su recámara en cuanto apaga la luz.

A veces:

- Llevas a tu hijo a tu cama cuando despierta en la noche.
- Te quedas dormido junto a tu hijo.
- Entras a la recámara veinte veces cuando acuestas a tu hijo para satisfacer una lista interminable de exigencias (¡Otro cuento! ¡Otro abrazo! ¡Cierra el clóset! ¡Llévame al baño a hacer pipí!)

DOS CASAS: UNA CAUSA SUSTANCIAL DE LA INCONSISTENCIA A LA HORA DE DORMIR

Si estás separado, es probable que tu hijo duerma en dos casas. Si tu hijo tiene rutinas y reglas distintas con respecto al sueño, se pueden suscitar problemas; y una situación ya de por sí estresante puede empeorar. Las manifestaciones son muchas. Tal vez en una casa, tu hijo duerme acompañado, pero en la otra no, o se acuesta a horas distintas. Son problemas espinosos, en especial si las diferencias sobre el estilo de crianza fueron un factor en la separación. Estoy convencido de que ambos padres quieren lo mejor para sus hijos, pero sé que difieren en cuanto a qué es lo importante y cómo lograrlo. Si tienes dificultades, te animo a sentarte con tu expareja. Dile: "Me preocupa que nuestro hijo no esté durmiendo bien, me temo que le estamos enviando mensajes diferentes en la noche y le cuesta trabajo dormir bien. Sé que quieres que descanse. ¿Podríamos acostarlo a la misma hora en las dos casas para que no se confunda?". Los dos tendrán que ceder. Ponerlo por escrito puede ayudar. Si sigue siendo un problema, te recomiendo involucrar al pediatra de tu hijo, a un psicólogo infantil o una trabajadora social.

En el transcurso de este libro, observa cada cambio en la rutina de tu hijo y sé congruente con tu plan, todas las noches. Sobre todo durante los preparativos para acostarse. La hora de acostarse debe ser un sistema inteligente que actives a la misma hora todas las noches. Esto no quiere decir que el ritual deba ser mecánico, sin alma, sin apapachos ni diversión, más bien deber ser claro y consistente, para que cuando flaquees (es comprensible, eres padre y ¡estás muy cansado!), puedas confiar en el piloto automático del programa. Un buen hábito surte efecto y te apoya cuando más lo necesitas.

Darte por vencido demasiado rápido

A veces los hábitos de sueño de tu hijo empeorarán en lugar de mejorar, sobre todo cuando tratas de que duerma solo si está acostumbrado a quedarse dormido con uno de sus padres en la habitación. Este fenómeno incluso tiene un nombre ridículo: "estallido de extinción" (porque en general ocurre con los métodos de extinción como dejarlo llorar). Me refiero a que cuando sientas que tocan fondo, que sus hábitos de sueño son peores que nunca, que llora más, es un punto de quiebre, pues la mejoría está a la vuelta de la esquina.

Por eso necesitas un plan, y suficiente tiempo y espacio. Un avión necesita una pista despejada y extensa para despejar. Del mismo modo, para el entrenamiento para dormir necesitas liberar tu agenda. Si tienes alguna de estas actividades programadas este mes, reagéndalas o inicia con el entrenamiento después de esto:

- Si tus suegros están de visita.
- Antes de irse de vacaciones (sobre todo si van a cambiar de zona horaria).
- Si tu hijo está resfriado, cambiando de dientes u ocupado en otro escalón de su desarrollo como aprendiendo a ir al baño o a caminar.
- Inmediatamente antes o después del nacimiento de un hermano.
- Alrededor de una fecha de entrega importante en el trabajo.
- Antes de mudarse de casa.

Respeta las intervenciones nocturnas que sugiero en este libro un par de semanas. Cambiar la conducta de tu hijo (y la tuya) requiere cerca de un mes, aunque en una o dos semanas empezarás a notar mejoras. Para los niños más pequeños (menores de un año), los cambios se producen más rápido: entrenar a mi hijo de seis meses de edad me llevó una semana.

No tienes energía

Afrontémoslo, estás cansado. Tienes niños pequeños que no pueden dormir. Los padres, en especial las madres solteras, son las personas que peor duermen en Estados Unidos; según los Centros para el Control de Enfermedades, 44 por ciento de las madres solteras reportan dormir menos de siete horas por noche, en promedio. A los padres solteros y los padres en familias con dos hogares les va un poco mejor, pero tampoco descansan bien. Muchas familias a quienes atiendo, tienen serios problemas de sueño. Una vez le pedí un taxi a una mamá que se estaba quedando dormida en el Centro del Sueño.

Si estás fatigado (y sospecho que la mayoría de los lectores de este libro lo están), lo último que quieres hacer es discutir con tu hijo a la hora de acostarlo o despertarte cuando llora en la madrugada. Lo entiendo. Por eso estructuré este libro para proteger tu sueño lo más posible. Diseñé el proceso para que sólo tengas que implementar un cambio a la vez. Mejor aún, la mayoría de los pasos se ponen en práctica cuando estás despierto, sobre todo cuando acuestas a tu hijo. Sin embargo, te garantizo que algunas veces querrás tirar la toalla. Si te desanimas, recuerda que el objetivo es que tu hijo y tú duerman mejor, e intenta seguir adelante.

PUNTOS CLAVE

1. ¿Qué hábitos de sueño quieres cambiar? ¿Despertar en la noche para darle de comer a tu hijo? ¿Despertar muy temprano en la mañana? ¿Discutir cuando lo acuestas? Identifica la señal que puede estar desencadenando estas conductas y pregúntate si tu respuesta podría estar reforzando, sin querer, los problemas para dormir de tu hijo.

2. Piensa en las dificultades que enumero en este capítulo. ¿De cuáles has sido víctima? ¿Cómo las eludirás en el futuro? ¿Estás alimentando a tu hijo en la madrugada o compartiendo la cama con él? Si es así, continúa leyendo el capítulo 3, de lo contrario, salta al 4.

CAPÍTULO 3

PREPARAR EL CAMINO

**Hábitos que debes abordar antes de empezar
con el entrenamiento**

OBJETIVOS

- Aborda dos prácticas frecuentes que impiden dormir bien: compartir la cama con tu hijo y amamantar por la noche.
- Aprende a gestionar los berrinches, pues alteran la hora de acostarse y el sueño nocturno.

Antes de mejorar los hábitos de sueño de tu hijo, es necesario abordar un par de hábitos a la hora de acostarse. Si duermes con tu hijo, le das de comer en la madrugada, o ambas cosas, cambiar estas prácticas sentará las bases para que todos duerman mejor. En este capítulo te enseñaré a hacerlo prácticamente sin esfuerzo. Los berrinches son otro círculo de hábitos destructivos. Durante el entrenamiento para dormir, pueden empeorar en el día y alterar la hora de acostarse u ocasionar despertares nocturnos. *Si tu hijo no come entre la hora de acostarse y despertarse, y te gusta en dónde duerme, puedes proceder a la segunda parte. En todo caso, la sección "No permitas que los berrinches arruinen tus planes" es muy útil.*

El problema con la crianza con apego

Existe una constelación de quejas relacionadas con el sueño que veo una y otra vez en los comentarios en mi página web, en correos que recibo y en la clínica. Éste es un ejemplo de mi página:

> He dormido con mi bebé de quince meses de edad desde que nació. Despierta varias veces en la noche para que la amamante y no se vuelve a dormir hasta que lo haga. Mi esposo ya no duerme en nuestra cama porque la niña se mueve mucho en la noche. Ya intentamos entrenarla para dormir, pero fue un desastre total. Ahora me preocupa haberle arruinado el sueño a mi hija. Ayuda.

¿Cómo es posible que tantos de nosotros terminemos en este predicamento? ¿Y por qué nos resulta tan difícil salir de él?

La respuesta corta es la crianza con apego. La psicóloga Mary Ainsworth acuñó este término en la década de 1960. Demostró que, contrario a las creencias tradicionales de la época, las mamás receptivas transmitían a sus hijos la seguridad para explorar el mundo. La doctora Ainsworth y sus colegas fomentaban un estilo de crianza cálido y afectuoso, y emplearon la palabra "con apego" para describir la relación entre madre e hijo.

A principios de los noventa, el doctor William Sears y su esposa, Martha Sears, popularizaron la idea de "la crianza con apego" con su *best seller, El libro del bebé*. El pediatra favoreció un estilo de crianza que incluía compartir la cama con los niños durante su infancia, llevarlos a todas partes ("llevártelo puesto") y amamantarlos cada que lo pidieran. Los Sears ofrecieron una alternativa a las prácticas de crianza convencionales que tocaron la fibra sensible de muchos padres que se sentían culpables porque en sus familias ambos trabajaban, pero querían replicar los beneficios de que uno de ellos se quedara en casa con los niños. Su influencia no ha disminuido y una generación completa de familias ha adoptado la filosofía de la crianza con apego.

En muchos sentidos, estoy de acuerdo con los Sears. Es positivo atender las necesidades de nuestros hijos y hacer lo que nos parezca correcto. Mi problema con la filosofía de los Sears es el siguiente: casi no contempla las necesidades de los padres. Se espera que los padres, sobre todo las madres, tranquilicen a los niños constantemente. ¿Qué pasa si decides que necesitas que tu hijo duerma toda la noche porque estás fatigado? Según el doctor Sears, entrenar a tu hijo para dormir (sobre todo, cualquier método relacionado con el llanto) causa daño cerebral. Específicamente, argumentó que el llanto "excesivo" invade el cerebro de los bebés con hormonas del estrés (como cortisol) y produce que "los nervios no formen conexiones con otros y se degeneren". Éste es el argumento según el cual entrenar a los bebés para dormir es nocivo para su salud. Y así, terminamos con padres que se sienten atrapados durmiendo con sus hijos, una práctica que no permite descansar a ninguno de los involucrados; o bien, con un ciclo de alimentación nocturna frecuente.

Honestamente eso es absurdo. Los bebés siempre lloran, también los niños pequeños. El otro día, mi hijo de seis años lloró porque encontró una hormiga en su dona cuando se estaba sirviendo su desayuno. No tuvo daño cerebral después. En 2012, un reportero de la revista *Time* llamó a los autores de las publicaciones que el doctor Sears había citado para sustentar sus conclusiones sobre los efectos nocivos del llanto. La mayoría se opuso rotundamente a las conclusiones del doctor Sears. Por ejemplo, uno de los estudios examinó a niños que lloraban mucho durante la lactancia y los investigadores asociaron ese llanto con problemas en su desarrollo. No obstante, los autores señalaron que la calidad del cuidado maternal brindado al niño no tenía efecto alguno en el llanto; en breve, el llanto expresaba un problema subyacente, no un estilo de crianza. Otros estudios examinaban a niños que habían experimentado abuso y negligencia constantes, no aquellos que lloraban en el contexto de actividades rutinarias. (Para más argumentos sólidos sobre por qué el entrenamiento para dormir es seguro, por favor consulta el capítulo 7.)

Para ser justo, el doctor Sears no está en contra de todas las intervenciones conductuales que fomentan mejorar el sueño. Sin embargo, "entrenamiento para dormir" y "extinción" (dejarlos llorar) se han vuelto prácticamente sinónimos, de modo que criticar una equivale a criticar la otra, aunque sin querer. Si quieres que tu hijo duerma mejor, es poco probable que evites que llore. Este libro está estructurado para minimizar el llanto de tu hijo (y el tuyo), pero seamos claros: los cambios de conducta son difíciles.

No creas en nadie que asegure que sólo hay un método infalible para entrenar a tu hijo para dormir. El método "adecuado" es el que les garantice que tu hijo y tú duerman bien por la noche.

Dicho esto, tengo opiniones firmes sobre algunos temas. Aquí el primero.

No me entusiasma la idea de compartir cama con los niños

Conozco a muchos padres (a través de internet y en la clínica) que tienen el hábito de compartir la cama con sus hijos, para amamantar o por ganas de estar cerca de sus bebés. Cuando acuden a consulta, están desesperados por salir de un patrón que básicamente garantiza que todos los involucrados duerman mal en la noche. (En este libro, cuando hablo de "compartir cama", me refiero a cuando al menos uno de los padres duerme en la misma cama que el niño. Sin embargo, si compartes habitación con tu hijo —él duerme en tu habitación, pero no en tu cama, sino en otra superficie como un moisés o cuna— las intervenciones también serán efectivas si quieres dejar de hacerlo.)

Desde luego, los padres que son felices compartiendo cama y amamantando toda la noche y que no acuden al Centro para el Sueño, leen blogs y libros sobre el tema, o googlean desesperados "cómo dejar de dormir con tu bebé" en la madrugada.

En estos casos, me parece que está bien compartir cama con los hijos:

- Tu hijo tiene más de un año y un mínimo riesgo de síndrome de muerte súbita del lactante (SMSL).
- La cama tiene suficiente espacio para todos.
- Los padres y los niños están bien descansados en la mañana y no tienen sueño en el día.
- Tu pareja y tú están satisfechos con su intimidad.

Si todas estas circunstancias no se cumplen, entonces recomiendo que dejen de compartir cama con su hijo. Un estudio que se realizó en Noruega respalda la idea de que compartir cama con los niños puede provocar problemas para dormir a largo plazo. Los autores estudiaron más de 55,000 casos y descubrieron que los niños que comparten cama con sus padres durante la lactancia son más susceptibles a dormir mal entre los 12 y los 36 meses de edad. En particular, compartir cama a los seis meses de edad se asocia con pocas horas de sueño y despertares nocturnos más frecuentes a los dieciocho meses de edad. (Si has estado compartiendo cama con tu hijo, no te preocupes. No le has causado daño irreparable.) Resulta interesante que amamantar a los seis meses de edad resulta en menos despertares nocturnos a los dieciocho meses.

Comprendo que no hay nada más dulce que acurrucarte con tu bebé en la noche. Del mismo modo, entiendo que muchas madres que trabajan valoran la cercanía que les proporciona amamantar en la noche.

También es importante cultivar la relación con tu pareja. Seamos honestos: un bebé inquieto en su cama no les permitirá tener mucha intimidad. El doctor Douglas Teti, defensor de compartir la cama con los hijos y tener una cama para la familia, publicó un estudio en el que demostraba que compartir la cama después de los seis meses de edad se relacionaba con problemas maritales en algunas familias: "Quienes seguían compartiendo cama después de los seis meses reportaban más problemas familiares... el caos familiar era más alto y la calidad del cuidado a la hora de acostar al bebé era menor".

Insisto, esto no significa que compartir la cama con tu hijo arruinará su sueño y tu matrimonio. Sin embargo, si tienes dificultades en estos rubros, independizarse a la hora de dormir tendrá magníficos resultados. También facilitará adoptar los siguientes pasos para fomentar buenos hábitos de sueño.

Romper el ciclo de lactar por la noche y dormir juntos

En vista de que dormir juntos y amamantar o dar de comer en la noche suelen ir de la mano, los papás me preguntan por dónde empezar. Si te encuentras en esta situación y te urge sacar a tu bebé de tu cama, te sugiero empezar con eso. Puedes seguir con la lactancia nocturna (y más adelante detallo cómo). Te explico por qué. Uno de los principios rectores de este libro es mejorar la calidad del sueño de tu familia de la forma más eficiente posible. En términos prácticos, es casi imposible destetar a tu bebé si duermen juntos. Además, si cambias a tu hijo a un entorno independiente para dormir, reducirá las comidas nocturnas.

Distintas formas de dormir juntos

Hay dos formas de dormir juntos: la intencional y la reactiva. La clasificación es importante porque de ello dependerá cómo la abordaremos.

Si es *intencional*, tu hijo duerme en tu cama o habitación casi todas las noches, buena parte de la noche, y es un patrón de toda su vida. En este escenario, muchas familias quieren dejar de hacerlo porque esperan otro bebé o su hijo llega a un punto importante, como el kínder. En este escenario, debes hacerlo de forma gradual porque lo más probable es que tu hijo no conozca otra forma de dormir.

Si el hábito es *reactivo*, tu hijo se mete a tu cama en la madrugada, pero en teoría debería dormir en su recámara. Esto puede ocurrir casi todas las noches o incluso diario. A *todas* las familias les pasa. Recuerdo una vez que mi hijo mayor, que en ese entonces tenía ocho años, entró corriendo a nuestra cama porque según él escuchó a alguien abajo. En la mañana nos dimos cuenta de que la secadora se quedó prendida toda la noche. Si tu hijo entra a tu recámara casi todas las noches y se queda cerca de toda la noche, se resolverá a medida que adoptes los pasos en el libro; ahora mismo no implementaría cambios. Si el problema continúa, recomiendo algunas intervenciones en el capítulo 9.

Cómo dejar de dormir juntos

Si tu hijo te necesita para quedarse dormido en la noche y siempre se ha quedado en tu recámara o cama (de forma intencional), aprender a dormir en otra habitación será una transición enorme. Se compara con mudarse de la casa en donde te criaste. La sensación se intensifica si estás esperando otro bebé y ése es el motivo del cambio. Aquí algunos pasos para que la transición sea exitosa:

- **Habla del cambio.** Dile a tu hijo que estás muy orgulloso de él porque ya es grande y que es hora de dar un paso emocionante. En general niños pequeños (menores de dos años) no pueden sostener una conversación extensa sobre el tema, pero sí pueden leer tus emociones. Si te perciben positivo y emocionado, también se sentirán así. Comparte tus preocupaciones con tu pareja, no con tu hijo. Responde todas sus preguntas. Éstas son algunas de las más frecuentes:

P: "¿Todavía puedo entrar a tu recámara?"
R: "Claro que sí, pero como ya eres grande, no creo que lo hagas tan seguido.

P: "¿Qué pasa si me da miedo?"
R: "Mami y papá están aquí y te ayudarán. Ven a buscarnos si te da miedo y estás triste. Pero creo que te gustará tener tu propio espacio."

P: "¿Es por el nuevo bebé?"
R: Esta es difícil porque muchas veces la respuesta es positiva. Por eso es fundamental hacerlo mucho antes de que nazca el bebé. Mi consejo es animar al niño a que sea un buen ejemplo: "Mamá y papá quieren que intentes dormir solo porque eres un niño muy grande. Creemos que el nuevo bebé va a estar muy orgulloso de su hermano mayor".

- **Que su recámara sea atractiva.** No es mal momento para un pequeño soborno. Deja que tu hijo escoja sus sábanas y cobijas o un peluche nuevo.
- **Empieza por llevar los preparativos para la hora de dormir al dormitorio de tu hijo.** Haz toda la rutina para acostarse (que perfeccionaremos en la segunda parte) en su recámara, después llévalo a la tuya para dormir. Haz esto de tres a cinco días antes de pedirle que duerma solo.
- **Si todavía duerme siestas, que las duerma en su recámara.** Muchos niños que duermen con sus papás, duermen las siestas en su habitación porque los papás no se pueden dar el lujo de dormir durante el día.

- **Múdate a su recámara unos días.** Duerme en un colchón inflable al lado de su cama. Planea quedarte ahí mientras implementas las modificaciones en la rutina nocturna que sugiero en la segunda parte. Sin embargo, deja muy claro que no es permanente. A los niños mayores diles cuánto durará y respétalo. Entre un par de días a dos semanas es razonable. Si se te dificulta salir de su recámara al cumplirse el plazo, sigue los pasos en la tercera parte.

Si tu hijo te necesita para quedarse dormido, todavía *no cambies* esta parte de la rutina. Más adelante abordaremos este tema (en la tercera parte): muchos padres fracasan porque intentan hacer todo a la vez. Si tu hijo lleva dos años durmiendo en tu cama y se toma cuatro biberones de leche en la noche, será un desastre total si lo cambias a su propia recámara, le cortas el suministro de leche y esperas que duerma solo a lo largo de la noche, todo al mismo tiempo. Te darás por vencido (porque él estará de malas y dormirá muy mal) o lo lograrás tras semanas de lágrimas. Mi objetivo es disminuir el sufrimiento para ti y tu hijo.

Durante este proceso se pueden suscitar algunas preguntas:

P: ¿Qué pasa si quiero sacar a mi hijo de mi cama, pero pasarlo a una cuna o cama en mi recámara?

R: Si tienes el espacio, lo más fácil es mudarlo a otra habitación. Sin embargo, no siempre es posible. Utilizar una mampara, pantalla o cortina para dividir su espacio del tuyo puede ser útil, al igual que un supresor de ruido. Estos métodos crean cierta separación.

P: ¿Y si comparte habitación con su hermana o hermano?

R: Este proceso no debería causar mucho escándalo, pues estarás presente para consolar a tu hijo durante la transición entre el sueño y la vigilia. Si grita cada que lo llevas a su recámara, dedica los primeros días a jugar ahí, para crear una asociación positiva con el espacio. Si el proceso altera la rutina del hermano, contempla encontrar un espacio alternativo para que ese niño duerma las primeras noches.

P: Mi hijo siempre ha dormido en mi cama. ¿Cómo le hago para que se acostumbre a su cuna?

R: Es difícil. Ayuda jugar en la cuna durante el día. También arrulla a tu hijo y después acuéstalo en la cuna; eso es un buen comienzo.

El hábito de alimentarse en la noche

Hace años, mandé un estudio del sueño a un niño obeso de cuatro años de edad que despertaba varias veces en la noche. Como roncaba, consideré que padecía apnea obstructiva del sueño. Resulta que tenía otro problema. El técnico se dio cuenta de que el niño despertaba cada dos o tres horas, como me había dicho su madre. Lo que había omitido es que le daba un biberón con 250 mililitros de leche cada que lo hacía. Así resolví dos misterios: por qué despertaba y por qué estaba obeso.

La mayoría de los casos no llegan a estos extremos. En todo caso, muchas familias recurren a dar leche durante la noche para evitar berrinches. Pero a menos que tu hijo sea lactante, no necesita comer entre la hora de acostarse y despertarse. Más allá de la lactancia, alimentarlo en la noche no es una necesidad, sino un hábito.

Imagina que te despertara todas las madrugadas a las 2:00 a.m. y te diera helado. Una semana después, te dejo de dar helado en la madrugada, pero te sigues despertando a la misma hora y con hambre. Esto les pasa a muchos niños. Esta "hambre adquirida" te despierta, y desde el punto de vista evolutivo, es positivo; pero no a las 2:00 a.m. Como todos los hábitos, el patrón se refuerza con el tiempo: despertar por la noche (señal) resulta en comer (conducta) y volver a dormir (consecuencia) para todos.

Es un hábito común porque el hambre es una señal potente y porque las consecuencias de la saciedad y el inicio rápido del sueño son irresistibles, tanto para los niños como los padres. Las mamás y los niños que amamantan tienen las consecuencias añadidas de la cercanía física y el vaciamiento de la leche materna. Sin embargo, es posible eliminar estos hábitos, y al hacerlo mejora el sueño de todos en poco tiempo.

CUANDO NO PUEDES DEJAR DE LACTAR A TU HIJO EN LA NOCHE

Antes de destetar a tu hijo, responde las siguientes preguntas:

- **¿Se está desarrollando bien?** Si la respuesta es negativa, necesita las calorías nocturnas. Algunos niños padecen malnutrición y requieren más calorías de las que pueden ingerir durante el día. Si no estás segura del desarrollo de tu hijo, por favor consulta a tu pediatra.
- **¿Cuántos años tiene tu hijo?** En general, se puede destetar en la noche a los lactantes que toman biberón a los seis meses de edad. Los niños que amamantan tardan más, siguen amamantando hasta el año de edad. Esto se debe a que la leche materna se absorbe más rápido que la fórmula. La Academia Estadunidense de Pediatría recomienda amamantar de manera exclusiva durante seis meses. Después, seguir amamantando hasta el año o más, "según decidan la madre y el lactante".
- **¿Quieres seguir amamantando en la noche?** Algunas mamás, sobre todo las que trabajan fuera de casa, valoran la cercanía y el tiempo extra que brinda amamantar por la noche. Si es el caso, no dejes de hacerlo, siempre y cuando estés descansando bien. Si no es así, tendrás que elegir entre descansar mejor y gestionar un suministro de leche cada vez menor. Para algunas madres es un alivio, pero no todas están listas.

Puesto que se trata de decisiones complejas, te recomiendo hablar con tu pediatra para resolver lo mejor para tu familia y tu estilo de vida.

Cómo romper con la lactancia nocturna (materna y artificial)

Existe un principio rector: *no lo hagas de manera repentina*. Es equivalente a pedirle a tu hijo que se salte una comida al día. Podría hacerlo, pero sería miserable (igual que tú). En cambio, el plan es implementar cambios graduales, lentos, sin prisa. Adoptar estos cambios es relativamente sencillo y tu hijo debería tolerarlos. La cantidad de tiempo que exijan dependerá de cuántas calorías ingiera tu hijo en la noche.

El método depende de si tu hijo toma leche de un biberón o lo amamantas. (Si le das tacos no puedo ayudarte.) Una advertencia: es mucho más fácil quitar los biberones que el seno materno porque con el biberón sabes perfectamente cuánta leche consume tu hijo. Si amamantas, darle biberón durante la noche facilitará el entrenamiento para dormir, incluso si implica que extraigas la leche.

Es útil que más de un adulto comparta la carga de destetar. Si un lactante acostumbra a amamantar en la noche, cuando papá le ofrezca un biberón en vez de pecho, pondrá mala cara. Esto facilitará el proceso. Si te preocupa que el bebé llore y cedes, no es mala idea que pases el fin de semana con amigos o familiares durante el destete.

Estos métodos sólo son pertinentes si tu hijo come más de una vez en la noche o su ingesta es considerable (120 mililitros o más, o el equivalente si amamantas). Si sólo come una vez o poco, será más fácil dejarlo.

PARA DEJAR EL BIBERÓN

Hay dos formas de destetar en este caso, y me inclino por la primera.

1. **Quitarle 30 mililitros por noche.** Digamos que tu hijo toma tres biberones de 120 mililitros cada noche. La primera noche quítale 30 mililitros al último biberón. La segunda noche, quítale 30 mililitros también al segundo biberón. La tercera noche, quítale 30 mililitros a los tres biberones. Cuando a un biberón le queden 60 mililitros, sustitúyelo con una botella de agua. Después podrás prescindir por completo del biberón. Sin importar lo que hagas, no despiertes a tu hijo si se queda dormido mientras le das de comer: es el objetivo. Si una noche se salta un biberón, pero la noche siguiente despierta para pedirlo a esa hora, está bien dárselo. Consejo: escribe los horarios con anticipación. No te vas a acordar en la madrugada.

    Ejemplo:

Noche 1	120 ml	120 ml	90 ml
Noche 2	120 ml	90 ml	90 ml
Noche 3	90 ml	90 ml	90 ml
Noche 4	90 ml	90 ml	60 ml
Noche 5	90 ml	60 ml	60 ml
Noche 6	60 ml	60 ml	60 ml
Noche 7	60 ml	60 ml	H_2O
Noche 8	60 ml	H_2O	H_2O
Noche 9	H_2O	H_2O	H_2O

    Limita los biberones de agua a 60 mililitros para reducir la cantidad de orina y pañales. Si tu bebé no quiere el agua, no importa. Pero no cedas y le ofrezcas leche.

2. **Otros métodos.** Existen dos opciones, aumentar el tiempo entre comidas o reducir las calorías (al diluir la leche con agua) en cada biberón. No me gustan estas alternativas porque cuando aumentas el tiempo entre comidas, también

extiendes los intervalos en los que tu bebé llora. Y cuando reduces las calorías por biberón, la cifra es muy complicada para saber cómo diluir la leche cada noche. (Además, leche + agua = asqueroso.)

PARA DEJAR DE AMAMANTAR

Éste es un tema complicado. Para informarme, acudí a una amiga y antigua colega, la doctora Sylvia Romm, pediatra y fundadora de Milk on Tap, una empresa que asesora sobre lactancia a familias en línea.

No se han realizado estudios, pero a partir de la experiencia de la doctora Romm, cuando las madres empiezan a entrenar a sus hijos para dormir, descubren que su suministro de leche comienza a disminuir. En especial si inician a los tres o cuatro meses de edad, cuando algunas madres deben regresar a trabajar tiempo completo. Tiene sentido: a esta edad destetar en la noche puede resultar en destetar por completo. Si no, una mamá puede extraer leche en la noche antes de irse a dormir o amamantar al bebé mientras éste duerme. Esto último podría ayudar a mantener el suministro de leche durante el destete nocturno.

La doctora Romm sugiere algunas estrategias para el destete nocturno:

- **Cada noche acorta la sesión de amamantar.** Sin embargo, puede ser difícil, pues es duro ser disciplinada y cronometrar en la madrugada.
- **Separa las comidas.** Si tu bebé come en horarios regulares, puedes intentar aumentar el intervalo entre comidas. Sin embargo, resultará difícil si está llorando.
- **Involucra a papá o a la pareja que no está amamantando.** Este podría ser el método más efectivo. Según la doctora Romm:

"He descubierto que el método más exitoso es levantar al bebé de la cama y despertarlo en la madrugada a la hora que solía comer, pero que lo haga papá. Así, papá podrá arrullarlo hasta que se quede dormido y el bebé aprenderá que no es hora de comer. Papá no puede ceder, así que no habrá tentaciones. Esta estrategia involucra a papá y mamá puede dormir. Adoro a los papás, pero si el bebé no amamanta, se acostumbrará a quedarse dormido en ese momento".

- **Acude a un asesor de lactancia materna.** Por último, si tienes dificultades, por favor contacta a un consultor de lactancia materna certificado por el Consejo Internacional, él te podrá ayudar con tus planes y objetivos.

Ten en cuenta que las alternativas 2 y 3 serán muy difíciles si compartes cama con tu bebé, por eso es preferible lidiar con eso antes.

No permitas que los berrinches estropeen tus planes

Mi hijo mayor era cinta negra en berrinches: episodios severos que nos arruinaban el día y duraban hasta tres horas seguidas. Comenzaron a los tres años, luego aumentaron; y a los cinco años mejoraron poco a poco. Es un niño terco. Y agravamos la situación haciendo lo peor: entrar en pánico. Era tal nuestra desesperación que intentamos todo. Como bien sabes, es extremadamente desconcertante ver a tu hijo tan molesto, y el impulso por consolarlo rápido es intenso. A veces mi esposa y yo nos dábamos por vencidos, premiando con ello su conducta. Otras, uno perdía la paciencia, lo cual también reforzaba su patrón de berrinches, sin querer. O bien, le dábamos tiempo fuera (*time out*), una táctica que ahora sé es igual de efectiva que verter gasolina en un incendio para intentar apagarlo. Aislarlo prolongaba el berrinche, pues aumentaba su ira y frustración.

Los berrinches son ineludibles, pero a la hora de acostarse ocasionan que un proceso de por sí estresante se salga de control. Además, implementar cambios conductuales como cuando lanzamos una piedrita al agua, forman ondas en la superficie. Por lo tanto, es probable que veas un brote de berrinches en el día durante el entrenamiento para dormir. Considéralos una oportunidad: en el día tienes más paciencia y tiempo para concebir estrategias más eficientes para gestionar su conducta.

Los berrinches son hábitos: los padres necesitamos cambiar nuestras reacciones frente a esas conductas para ayudar a nuestros hijos. Con frecuencia, la mínima frustración puede provocar un berrinche explosivo. Aunque te sientas impotente durante un berrinche épico, puedes abordarlo cambiando tus reacciones, es decir, las consecuencias capaces de reforzar este tipo de conducta.

Los expertos recomiendan distintas estrategias para manejar los berrinches. La primera es reducir los regaños, sermones y advertencias, en la medida de lo posible, porque cada conflicto con tu hijo presenta la posibilidad de desencadenar un berrinche. Entiendo que los niños pueden ser molestos. Los míos lo son demasiado, en ocasiones. Pero es necesario dejar pasar algunas cosas y reservar las discusiones para las cosas realmente importantes. Cuando se pongan a cantar canciones molestas en el coche, déjalos. Cuando tu hijo le aviente carritos Matchbox a su hermano en la cabeza, es hora de intervenir.

Otra estrategia es demostrarle más atención a tu hijo mediante el contacto físico. Recuerda, para tu hijo tu atención es una recompensa muy importante. El contacto físico durante el día (abrazos, besos, chocar las manos, palmaditas en la espalda) le ayuda a mantener un equilibrio. No es necesario llevar la cuenta, sólo hazlo cuando puedas.

En última instancia, la mejor forma de resolver un berrinche no es aislando a tu hijo, sino estando presente. Si está haciendo berrinche, lo primero es reconocer el sentimiento que lo causa ("Ya sé que estás enojado porque tu hermano te quitó tu oso de peluche"), después explícale que lo atenderás en unos minutos, cuando se calme. Después ignóralo hasta que se quede tranquilo dos o tres segundos. Necesita verte y entender que lo estás ignorando y que el berrinche no te molesta. En cuanto se tranquilice, lo puedes consolar y ponerle atención. Algunos niños se mostrarán arrepentidos, otros volverán a gritar; en este momento vuelve a ignorarlo de manera evidente. En breve, ignora el berrinche, atiéndelo en cuanto se calme y no castigues ni te enojes. No es fácil, lo sé (vaya que lo sé).

Practica estas técnicas hasta que se vuelvan un hábito, es decir, hasta que las pongas en práctica cuando estés estresado o exhausto, como a la hora de acostar a tu bebé o en la madrugada. Hay evidencia sólida que demuestra que mejorando la rutina nocturna de tu bebé con los pasos que sugiero en la segunda parte, se corregirán los berrinches también. Así que ten paciencia y sigue leyendo.

PUNTOS CLAVE

En este capítulo nos centramos en cambiar algunos hábitos básicos para mejorar los hábitos de sueño de tu hijo. Éstas son las metas que deberías tener claras y el tiempo en el que tendrías que lograrlas:

1. Cambia a tu bebé a donde quieras que duerma, es decir, si duerme en tu recámara y quieres que duerma en otro lado. (Esto tendría que llevarte una semana.)
2. Deja de alimentar a tu hijo en las noches, si tiene más de nueve o doce meses. (Una o dos semanas.)
3. Gestiona los berrinches, nocturnos y diurnos, cambiando tu círculo de hábitos.

SEGUNDA PARTE

Señales para acostarse

Una rutina nocturna de calidad es la clave para que tu hijo duerma mejor. Es probable que creas que su rutina es maravillosa, pero si le cuesta trabajo dormir, seguro puedes mejorarla. En esta sección del libro te mostraré la rutina perfecta: en dónde, cuándo y cómo acostar a tu hijo.

Tal vez parezca que es cuestión de sentido común. Es evidente que uno quiere dormir en un lugar oscuro y silencioso. Y sin duda sabes que tu hijo necesita una rutina nocturna. Seguramente lo acuestas a la hora apropiada. Pero a veces los padres minan el sueño nocturno de sus hijos sin darse cuenta. Vale la pena reexaminar los rituales nocturnos de tu hijo porque, en general, es muy sencillo instrumentar cambios y los efectos en la calidad del sueño son enormes.

Los capítulos de esta sección son relativamente breves, deberías terminarlos bastante rápido. Sin embargo, no los leas apresuradamente. Identificar la señal para acostarse es esencial para dormir bien.

Un punto fundamental: si tu hijo te necesita para quedarse dormido, por ahora sigue haciéndolo. En la tercera parte trabajaremos en la transición a la autonomía para dormir.

CAPÍTULO 4

UBICACIÓN, UBICACIÓN, UBICACIÓN

Cómo crear el *dojo* perfecto para dormir

OBJETIVOS

- Recurrir a los sentidos de tu hijo para garantizar que su habitación sea ideal para dormir.
- Aprender por qué los aparatos electrónicos son tóxicos al momento de dormir.
- Controlar los temores nocturnos de tu hijo.

Cuando era niño, mi recámara era mi lugar favorito en la casa. Tenía un librero empotrado que podía escalar para sentarme a leer y mis juguetes favoritos de *Star Wars* tenían un lugar de honor en la esquina cercana a mi cama. En la noche, me iba a mi recámara con gusto, incluso entrada la preparatoria. Mi habitación era mi refugio, un lugar acogedor y seguro para jugar, relajarme, pasar las horas e idealmente, dormir.

Esto no es lo habitual entre mis pacientes. Algunos niños gritan y lloran en la puerta. La mayoría está bien en su recámara, mientras mamá y papá estén presentes. Si peleas con tu hijo a la hora de acostarlo o en la madrugada, la relación con su propio espacio será tensa. Este capítulo te dará un recorrido guiado por la habitación de tu hijo para garantizar que esté de tu lado, no en tu contra. En las artes marciales un *dojo* es un lugar para aprender y desarrollar fuerza. Al seguir los pasos en este capítulo, convertirás la recámara de tu hijo en el *dojo* perfecto para dormir.

Las mejores habitaciones son oscuras

Muchos de mis pacientes le temen a la oscuridad y prefieren acostarse con la luz prendida. Pero demasiada luz en la recámara de tu hijo puede sabotear su descanso. (Si el temor a la oscuridad es agudo, más adelante encontrarás algunas sugerencias para manejarlo.)

El entorno ideal para dormir debe ser muy oscuro. No tengo ningún problema con las lámparas, pero esta es una regla de oro: si la iluminación de la recámara le permite leer, está muy luminoso para dormir. Lo mejor es que las luces en la habitación no estén en la línea de visión del niño, es decir, cuando recargue la cabeza en la almohada, no debería ver directo el foco. Si tiene una lámpara, colócala en el piso o detrás de un mueble.

Si tu hijo está acostumbrado a dormir con la luz prendida, recomiendo retirarla gradualmente instalando un regulador de intensidad de luz o sustituir el foco con otros cada vez más tenues. Puedes hacer esto al mismo tiempo que los ejercicios que sugiero más adelante.

A veces una luz exterior también puede ser problemática: ya sea del sol o de un farol fuera de su ventana. En el invierno, cuando los días son más cortos, mi hijo pequeño despierta mucho más tarde. Las persianas o pantallas opacas son un recurso sencillo y eficaz para las ventanas de la recámara de tu hijo, y se encuentran buenas opciones en línea o en ferreterías locales. No tienen que costar una fortuna, durante años nosotros usamos pantallas opacas de papel de Walmart y funcionaron a la perfección.

Las mejores habitaciones son silenciosas

Muchos niños tienen un súperpoder (el tuyo seguro lo tiene): escuchan todo lo que no quieres que escuchen, ya sea una grosería entre dientes o cuando abres una bolsa de dulces con discreción. Mi hijo escucha especialmente mi alarma en las mañanas. Si mi alarma suena por lo menos cinco segundos, con toda seguridad mi hijo de seis años se levanta y entra a mi recámara para ver qué estoy haciendo. Y más aún si intento salir de casa sin que me vean para llegar a una junta temprano. Lo asombroso es que cuando le pido que recoja sus juguetes, no oye nada, aunque se lo pida cien veces. (Mi esposa asegura que tengo un súperpoder similar.)

Los ruidos despiertan a los niños, sobre todo temprano en las mañanas: el gallo de tu vecino, el camión de la basura o el inquilino de abajo que practica para dominar ese solo de percusión. Por eso sugiero enmascarar el ruido en las habitaciones de los niños, sobre todo si tienen el sueño ligero. El ruido blanco funciona mucho mejor que la música porque es menos interesante. Me gustan mucho las máquinas de Marpac pues son casi indestructibles (desde hace diez años, encendemos la nuestra todas las noches), aunque también los ventiladores sirven. Recomiendo ampliamente a los padres colocar estos aparatos lo más lejos posible de los oídos de los niños. Investigaciones, por ahora limitadas, demuestran que la exposición nocturna a largo plazo a los ruidos de muchos decibeles puede perjudicar el oído de los niños. (Según los Centros para el Control de las Enfermedades, el nivel seguro para que los niños se expongan a sonido prolongado es de menos de 50 decibeles. Una conversación normal registra menos de 60 decibeles.) Puedes descargar una app que mide la presión del sonido para verificar los niveles de sonido en la habitación de tu hijo. Si mantienes los aparatos a por lo menos 4.5 metros de distancia de tu hijo minimizarás la exposición al sonido.

Si tu hijo comparte habitación contigo o algún hermano, es importante contemplar los efectos de roncar. Los ronquidos fuertes pueden alterar el sueño de quienes comparten la habitación, así como el del individuo que los produce. Recomiendo que todos los niños y adultos que regularmente roncan acudan a su médico.

Las mejores habitaciones están desconectadas

Cuando comencé a dedicarme a la medicina del sueño en 2017, las batallas más aguerridas que libré con las familias fueron con motivo de las televisiones en las recámaras. En algunos casos, todos los miembros de la familia se quedan dormidos viendo la tele. Para los niños suele ser crucial tener tele en su habitación y los padres se ofendían cuando les sugería sacarla, porque sentían que los juzgaba. Sin embargo, casi siempre los convencía en cuanto les explicaba la infinidad de problemas de sueño y salud que causa a los niños tener televisión en su dormitorio.

- Un estudio muy importante que se realizó en niños en edad escolar demostró que ver la televisión a la hora de acostarse se asocia con conflictos del sueño, tendencia para dormir más tarde, ansiedad y menor duración del sueño; a diferencia de los niños que no ven la televisión a la hora de dormir.
- Es más probable que los adolescentes que ven más televisión tengan más problemas para dormir que los adultos.
- Es posible que los niños en edad preescolar con televisión en sus habitaciones sean obesos. Parece haber dos motivos: el primero es que la menor duración del sueño, en general asociada con las televisiones en las recámaras, es causante de la obesidad en la infancia y la adultez. La segunda es que aumenta la exposición a publicidad de comida chatarra. (Seamos realistas, los productores de manzanas y coles de Bruselas no pagan para anunciarse en Cartoon Network a las nueve de la noche.)

Hoy en día menos familias tienen televisores en las habitaciones de los niños, pero las cosas se han complicado mucho más. No es difícil adivinar el motivo. En 2007, se estrenó un pequeño aparato llamado iPhone. (Hace poco un colega sugirió que cuando tengamos un presidente millennial instituirá el 29 de junio como el día del primer iPhone. Creo que estaba bromeando.) Poco después, llegaron las tablets (iPads, Kindles) y muchos otros aparatos, que se han vuelto parte de nuestras vidas.

Un estudio que se realizó en 2015 demostró que hay bebés de seis meses de edad que usan aparatos móviles, y uno de cada siete niños entre los 12 y los 36 meses los usan una hora al día. Seguro esta cifra ha aumentado. La mayoría de los padres procura limitar el uso de los aparatos, pero con los niños los límites se pueden desdibujar. ¿Qué hacer si tu hijo está insoportable en la comida y le das el teléfono para que te deje terminar tu cerveza? ¿Y si está jugando Minecraft, que parece tener beneficios educativos claros?

Por desgracia, los teléfonos inteligentes, las tablets y las computadoras son más nocivas para el sueño que la televisión. Una reseña de veinte estudios (que en conjunto evaluaron a más de 125,000 niños) mostró que el empleo de un aparato electrónico a la hora de acostarse duplicaba el riesgo de dormir mal. Los motivos son diversos: lo primero, la luz de los aparatos electrónicos portátiles está muy cercana al ojo y tiene la capacidad de suprimir la secreción natural de melatonina del organismo. La melatonina es la señal que indica la hora de dormir, de modo que la exposición a luz radiante te despierta, al igual que la cafeína (y sé que nunca le darías a tu hijo un expreso antes de dormir). Además, las apps de los teléfonos están diseñadas para que las sigas usando. YouTube y Netflix seleccionan el siguiente video segundos después de que termine el que estás viendo. Los videojuegos (incluso los infantiles) ponen meta tras meta, para que siempre sientas que necesitas jugar cinco minutos más. ¿Esto te resulta conocido? Estas apps están diseñadas para formar hábitos mediante el refuerzo positivo inconsistente. Resulta interesante que la presencia de los aparatos parece alterar el sueño, incluso cuando no están en uso, posiblemente por los sonidos y las luces de las notificaciones de los juegos y las redes sociales.

El problema de fondo es nuestra adicción a estos aparatos. Los padres no podemos evitar revisar Facebook, Twitter o Instagram en cuanto tenemos un momento libre. Como el perro de Pavlov, nos sentimos obligados a responder cuando nuestro teléfono suena, se enciende, vibra o hace otra cosa divertida.

También somos adictos a la comodidad y la tranquilidad que los aparatos brindan. Los niños pequeños nos molestan sin parar hasta que les damos nuestro teléfono. Los adolescentes se retraen al capullo virtual de sus habitaciones con teléfono en mano. Es más fácil concederles a los niños más tiempo en su iPad que jugar un juego de mesa con ellos. YouTube y los videojuegos son extremadamente útiles e irresistibles para darle un respiro a los padres: tiempo para trabajar, centrarse o sólo respirar. Mi intención no es hacerte sentir culpable, estoy convencido de que debemos usar estos aparatos, pero con mayor consciencia. (Mis niños están jugando un videojuego mientras escribo esto.) Todos los padres luchamos con este tema. Mi esposa y yo encontramos el mejor equilibrio al no permitir videojuegos en la semana y damos suficiente libertad los fines de semana, con lo cual limitamos las veces que necesitamos quitarles los aparatos a nuestros hijos y las fricciones que esto ocasiona. Pero incluso estos límites se desdibujan si la escuela exige que los niños usen Chromebooks en casa con frecuencia.

Es evidente que la realidad de la crianza en el siglo XXI implica que a veces debemos ceder en lo que a electrónicos se refiere. Sin embargo, para su uso vespertino y nocturno es preciso ser estrictos.

Reglas para el uso nocturnos de redes y aparatos

1. **Cero tele, electrónicos ni medios electrónicos por lo menos media hora antes de acostarse.** Si tu hijo se emociona mucho con su iPad (o se enoja mucho si se lo quitas), es mejor una hora.

2. **Cero aparatos en las habitaciones de los niños durante las horas de sueño, punto.** Esto quiere decir que en la noche tienes la custodia física de teléfonos, tablets y otros aparatos. Es improbable que tu hijo tenga la fuerza de voluntad para resistirse a usar los aparatos si una alerta ilumina la habitación en la noche. Estas alertas pueden alterar el sueño, incluso si los niños no interactúan con los aparatos.

3. **Pon el ejemplo.** No tengas tele en tu recámara ni lleves ahí tu teléfono. Apágalo cuando estés comiendo, convivas con tu hijo o manejes. Te garantizo que a los niños les molesta cuando le pones atención a un correo y no a ellos. Enfócate en lo importante. Dentro de cinco años ni te vas a acordar de ese correo de tu jefe ni de lo que publicaste en Instagram, en cambio atesorarás el recuerdo de haber construido un fuerte de almohadas con tu hijo.

Las mejores habitaciones brindan sensaciones cómodas

Todos tenemos preferencias sensoriales a la hora de dormir. Algunos bebés duermen mejor en silencio total. Otros descansan mejor con ruido de fondo, como el de una aspiradora. Me gusta dormir en una almohada rellena de trigo sarraceno, muy dura, y cubrirme la cabeza con las cobijas. A mi esposa e hijos les parece completamente ridículo. Seguro te has percatado de las preferencias de tu hijo. De recién nacido, a mi hijo mayor le encantaba dormir bien envuelto, pero mi hijo menor no lo toleraba. Estas preferencias pueden cambiar con el tiempo: ahora a mi hijo de seis años le fascina dormir completamente envuelto en una sábana.

Para la mayoría de los niños que sufren para dormir, la principal barrera no es la comodidad física. Un error frecuente (y costoso) es que los padres les compran a sus hijos camas o colchones muy caros con la idea de que eso resolverá sus problemas. Muchos niños duermen bien en el colchón de la cuna. Si alguna vez te has metido a la cuna de tu hijo, desesperada por consolarlo para que se quede dormido (seamos honestos: ¿quién no lo ha hecho?), habrás notado que los colchones son duros como piedras. Tienen que serlo, es fundamental para que los lactantes duerman seguros. Esto no quiere decir que no puedas comprar algunas cosas divertidas para la cama de tu hijo, para que se emocione durmiendo en ella. A los niños de dos años en adelante los puedes animar con peluches o un juego de sábanas de su personaje favorito. Permíteles elegirlas, aunque te parezcan espantosas. A la mayoría de los padres cansados que conozco no le importaría si las habitaciones de sus hijos lucieran horribles, siempre y cuando durmieran bien.

La mayoría de los niños son flexibles con sus gustos, pero no todos. Si a tu hijo le desagradan las sensaciones táctiles como alimentos blandos, costuras en los calcetines, etiquetas en la ropa, podría padecer un trastorno del procesamiento sensorial. Es común entre niños con autismo o trastorno por déficit de atención e hiperactividad, pero también les ocurre a niños sin ningún padecimiento del desarrollo o de tipo médico. Los trastornos del procesamiento sensorial pueden alterar cualquier dominio sensorial, sobre todo el oído, el gusto o el tacto. Muchas familias viven con esto. Si no soportas etiquetas en la ropa o arena en los zapatos, podrías padecerlo.

La sensibilidad al tacto (a diferencia del gusto o el sonido) es el trastorno sensorial más comúnmente relacionado con alteraciones en el sueño. Algunos niños con trastorno sensorial no quieren que nada los toque en la noche: duermen desnudos, o casi, sobre las cobijas. Lo más común es que les guste dormir bien arropados o pegados a ti. En mi clínica realizamos algunas intervenciones en las recámaras que han resultado muy útiles. (Estas intervenciones son para niños de dos años en adelante, pues los lactantes corren el riesgo de asfixia si duermen entre sábanas o mantas suaves.)

- **Cobijas pesadas.** Se recomiendan porque aumentan la sensación de seguridad del niño. Son costosas y muy calientes para los meses de primavera y verano.
- **Sábanas de licra.** Es una alternativa más ligera y asequible. Consiste en envolver a tu hijo, con todo y colchón, en una funda, como un calcetín grande. Puedes incluso meterle peluches para que sienta que lo abrazan. Puedes encontrar estas sábanas en Amazon o Etsy, busca la marca SnugBug.
- **Casas de campaña para la cama.** Útiles para los niños que disfrutan sentirse encerrados o a quienes les angustia la información visual. Son tal lo que imaginas: un cercado que se coloca sobre la cama y que cubre buena parte de su recámara. Ikea fabrica una, de nombre Kura.

Si sospechas que tu hijo padece este trastorno, discute con tu pediatra la posibilidad de que un terapeuta lo evalúe.

Las mejores habitaciones huelen bien

¿A poco no es agradable meterse a la cama al final de un día pesado y que las sábanas huelan rico? El aroma es una señal subestimada para dormir. Nuestros centros olfativos (la parte del cerebro encargada del olfato) figuran entre las partes más primitivas del cerebro. Si alguna vez has percibido el perfume de tu mamá mientras caminas por la calle, sabes que ese aroma puede activar recuerdos. Aunque no recomiendo frotar aceites esenciales en la piel de tu hijo (existe evidencia de que pueden inducir cambios hormonales), encontrar la forma de incorporar aromas agradables y relajantes (como un poco de agua de lavanda en la almohada) pueden ayudarte a crear una sensación acogedora en la recámara de tu hijo.

Si vives en un departamento

Muchos consejos para dormir bien suponían que los padres se pueden dar el lujo de asignar una habitación a cada uno de sus hijos. No es el caso de muchas familias. Si por ejemplo, vives en una ciudad muy poblada como Nueva York o San Francisco, o con tus padres, el espacio podría ser reducido. En estas situaciones es posible que tu hijo comparta habitación contigo o un hermano. O tal vez te preocupa que si llora en la noche, tus vecinos se quejen con tus caseros.

Te tengo excelentes noticias: es posible poner en práctica los consejos de este libro con algunas modificaciones. Sin importar tus circunstancias, el objetivo es implementar el entrenamiento para dormir en la habitación en donde quieres que duerma tu hijo. De lo contrario, lograrás que duerma como quieres en un espacio pero cuando lo cambies a su recámara, tendrás que empezar de nuevo. Pondré ejemplos específicos para saber cómo hacerlo cuando sea necesario, pero éstos son los principios generales:

1. **Mueve a todos.** A una amiga cuyo hijo pequeño tenía problemas para dormir le preocupaba alterar el sueño de su hijo mayor mientras entrenaba al pequeño en su departamento de dos recámaras, en donde los niños compartían habitación. Su hijo mayor dormía de maravilla y era muy flexible. La solución fue mover al mayor a la habitación de los papás para trabajar con el pequeño. Al mayor le emocionaba la pijamada y los padres se sentían mejor sabiendo que dormía bien. Quizá tengas que mover a la gente para que tu hijo insomne esté solo en su recámara. Esto podría suponer que los padres duerman en la sala temporalmente.

2. **Bloquea la vista y el sonido.** Si debes compartir recámara con tu hijo (si, por ejemplo, vives en un departamento tipo estudio), es recomendable poner barreras. La manera más sencilla es una mampara divisoria, biombo, pantalla o cortina y utilizar una máquina de ruido blanco. Es crucial para los niños pequeños, quienes a veces despiertan de manera natural en la madrugada, pero al voltear la cabeza y ver a mamá, deciden llamarla.

3. **Traza un plan para los vecinos intolerantes al ruido.** Algunos padres me han contado que sus vecinos han llamado incluso a la policía al realizar el protocolo de extinción que les recomendé. Lo más frecuente serán las quejas al casero o las miradas asesinas en el elevador. Hay varias cosas para evitarlo. Si te llevas bien con tus vecinos, explícales que tu hijo llorará durante el proceso y pregúntales cuándo es mejor (o peor) momento para ellos. Tal vez tengan una presentación importante en el trabajo esa semana, pero no les moleste la siguiente o incluso van a salir de la ciudad. Los sobornos también funcionan: regalar tapones para los oídos, una máquina de ruido blanco o una botella de vino pueden hacer maravillas. Algunas intervenciones provocan más llanto que otras. Puedes elegir aquellas que son menos intensas, pero más tardadas, para evitar molestar a tus vecinos.

4. **Si te vas a mudar en uno o dos meses, espera.** El cambio de espacio puede facilitar las modificaciones en la rutina del sueño.

Nota: si estás compartiendo recámara con tu hijo y será a largo plazo (es decir, por más de un mes), no necesitas implementar cambios ahora mismo. Recuerda, en la tercera parte nos centraremos en enseñarle a tu hijo a quedarse dormido solo.

A medida que vamos avanzando en el proceso descrito en el libro, la mayoría de las intervenciones de la segunda parte se pueden realizar sin importar si tu hijo comparte habitación o no. Sin embargo, las modificaciones arriba descritas serán útiles para algunas intervenciones de la tercera parte.

Transición de la cuna a la cama

Hay un error que se repite mucho y he identificado en el Centro del Sueño. Una mamá me dijo: "Llora cada que lo acuesto en la cuna, así que lo cambié a una cama".

—¿Cómo les fue? —pregunto.

—Horrible, todavía llora cuando lo acuesto. Pero ahora me sigue cuando salgo de su recámara.

Entiendo la lógica. Tu hijo odia estar solo en la noche, en la cuna. Sin embargo, la cuna no es el problema, sino los malos hábitos de sueño. En general, cambiar a tu hijo de la cuna a una cama empeora la situación. Recuerda que el control de la conducta de tu hijo es ilusorio. Esto queda clarísimo cuando tu hijo puede deambular por la casa en la madrugada a sus anchas. Recuerdo la primera vez que desperté y me encontré con mi hijo de pie mirándome fijamente: me llevé un buen susto.

En ocasiones, los papás esperan otro bebé y cambian al mayor a una cama nueva. He visto cómo resulta contraproducente si la transición se realiza antes de los tres años o está demasiado cercana al nacimiento del bebé. Si intrínsecamente a tu hijo le preocupa la llegada del bebé será peor que encima le quites sus muebles para dárselos al recién llegado.

Es posible negociar esta transición:

1. Evita cambios antes de los tres años o poco tiempo antes de la llegada de un nuevo miembro a la familia. Recuerda, los bebés pueden dormir cómodos y seguros en su moisés o corral los primeros meses de vida. Si quieres que el bebé herede la cuna, empieza el proceso meses antes de que nazca.

2. Si su cuna se convierte en cama, transfórmala primero, antes de cambiar a tu hijo a una cama nueva. Conserva la barandilla de la cuna y dile que si no puede dormir, la volverás a colocar. Incluso mejor, deja la cuna en su habitación y cámbialo a la cama nueva, pero aclárale que si insiste en levantarse de la cama en la noche, lo regresarás a la cuna. Y tienes que respetar esta decisión.

3. Si tu hijo puede salirse de la cuna solo, no tienes muchas opciones. He visto a niños de año y medio escapar de sus cunas con mucha habilidad. También he conocido a un par que se lanzan de cabeza. Si se trata de tu hijo, es urgente que conviertas la cuna en cama o lo cambies a una cama, aunque su sueño empeore temporalmente. La seguridad es primero. Si éste es el caso, lo veremos en la tercera parte.

4. Exagera la cama de niño grande. Dile a tu hijo: "¡Qué grande estás ya! Creo que es hora de una cama para niños grandes. ¿Me ayudas a escoger sábanas y cobijas nuevas para tu cama?". Empieza con la labor de convencimiento una o dos semanas antes del cambio. Si tu hijo duerme siestas, que lo haga en la cama y en la noche duerma en la cuna, si tienes la suerte de tener las dos al mismo tiempo.

Temores nocturnos

Uno de los mayores obstáculos para hacer la transición a dormir solos es el temor: real o imaginario. Abordarlo es elemental para que tu hijo se sienta seguro en su habitación. Puede ser difícil identificar si se trata de ansiedad. A veces los niños dicen estar muy asustados, pero en el fondo quieren llamar tu atención. Una madre me escribió para relatarme los temores de su hijo:

Todas las noches, mi hijo de cuatro años sale de su recámara varias veces. Me pide agua u otro cuento. A veces dice que hay un monstruo y que tiene miedo. Sin embargo, cuando lo llevo a nuestra recámara, sonríe y no parece muy asustado.

En este caso, el miedo es uno de varios pretextos para llamar a sus papás y salir de su recámara. Esta conducta es una "cortina de humo" y la abordaremos en la tercera parte.

Compáralo con otra niña que parece tener temores genuinos. Según su madre:

Nuestra hija Julia tiene cuatro años y ya dormía muy bien sola. Hace como dos meses vio algo en la tele que le dio miedo (por mi culpa). Desde entonces ha tenido muchas dificultades para dormir sola y volver a dormirse si se despierta en la madrugada para ir al baño. Es decir, no puede quedarse dormida sola, se asusta y altera mucho, necesita que uno de nosotros esté con ella en la cama para volverse a dormir. Esto exige que mi esposo o yo despertemos varias veces durante la noche.

Por lo regular, los miedos nocturnos agravan después de los tres años de edad, cuando el pensamiento abstracto de los niños es más sofisticado, y si estás en el proceso de cambiar a tu hijo a una habitación para él solo, estos temores pueden dificultar el proceso. A veces basta consolarlo en el día con abrazos, besos, darle la mano, para que se sienta más seguro.

En el caso de los niños con temores más difíciles de resolver, hay estrategias para ayudarlos a sobrellevar la transición de dormir solos en la noche. Sin importar la intervención, ten en mente algunas cosas:

- **Nada de videojuegos, películas o programas de miedo si tu hijo es propenso a experimentar temores nocturnos.** Algunos niños son más sensibles que otros. Mis hijos vieron con gusto *Los cazafantasmas* a los seis y nueve años respectivamente, pero con la primera escena, mi sobrino de nueve años aventó su helado y salió corriendo de la habitación antes de que cayera al piso.

- **Si tu hijo tiene antecedentes de traumas o problemas de salud mental, no pruebes estas intervenciones sin consultar con un experto en salud mental.** Cuando atiendo a un niño en el Centro del Sueño que padece ansiedad de día, animo a la familia a buscar un terapeuta, sobre todo si le cuesta ir a la escuela o separarse de sus padres.
- **Ten cuidado si has adoptado recientemente.** Muchos niños adoptados tienen problemas de apego y separación, necesitan asesoría profesional para abordar los temores nocturnos. En cualquier caso, consulta a un terapeuta.

ESPRAY ANTIMONSTRUOS

Es una estrategia sencilla para los niños pequeños que temen a los monstruos que se ocultan en su recámara en la noche. Consigue un atomizador y llénalo con agua (tal vez un chorrito de colorante comestible del color preferido de tu hijo). Dile que los monstruos son alérgicos al espray porque los hace estornudar, les produce comezón y se sienten muy mal. Dile que rocíe su habitación antes de acostarse: el clóset, debajo de la cama y en donde quiera. Con el tiempo, recurrirá cada vez menos al espray.

LA INTERVENCIÓN DEL CACHORRITO

En un inicio esta intervención se creó para ayudar a los niños pequeños (entre los cuatro y los seis años) a superar el trauma experimentado durante la guerra. El doctor Avi Sadeh, su creador, descubrió que también funcionaba para los temores nocturnos. A los niños les encanta cooperar y esta estrategia invoca su instinto de ayudar a los demás. Dale un perrito de peluche (o de cualquier otro animal) y cuéntale esta historia (que escribió el doctor Sadeh):

Éste es mi amigo Peludito. Peludito es un cachorro muy feliz. Ahora está un poco triste y asustado. ¿Sabes por qué está triste? [Cuando tu hijo responda, el cuento sigue.] Está triste porque está muy lejos de su casa y no tiene amigos. Le gusta mucho que lo abracen, pero no tiene quien lo cuide. ¿Podrías ser su amigo, cuidarlo, abrazarlo mucho y dormir con él en la noche?

Después anima a tu hijo a dormir con el peluche para que lo haga sentir seguro. Jugar con el perrito en el día también ayuda. Resulta que cuando los niños pretenden cuidar a Peludito le ponen menos atención a sus miedos.

BÚSQUEDA DEL TESORO CON LINTERNA

Ésta es una intervención más compleja para niños entre los cuatro y los diez años que insisten en que un adulto los acueste porque tienen miedo o insisten en dormir con la luz prendida. Si tu hijo le teme a la oscuridad, estos juegos lo exponen a la oscuridad poco a poco, en un contexto divertido, para atenuar sus miedos.

Consigue una linterna pequeña y reúne sus juguetes favoritos. Durante el proceso, espera fuera de la puerta de su recámara.

1. Esconde un juguete dentro de su recámara, en donde no le cueste trabajo encontrarlo.
2. Apaga la luz y pídele que entre a buscarlo.
3. Exagera sus esfuerzos por buscar solo en la oscuridad. Puedes decirle: "¡Qué valiente eres, qué impresionante! ¡Mi héroe!", "Voy a tener que esconder mejor esos juguetes porque eres buenísimo para encontrarlos".
4. Hazlo otras tres o cinco veces con otros juguetes.

5. Cada vez escóndelos en lugares más difíciles, para que pase más tiempo en la oscuridad. Esta búsqueda del tesoro debe ser breve y divertida. Si le cuesta trabajo arrancar, intenta tapándole los ojos con un paño y con la luz prendida, que primero practique con muebles grandes. Según los resultados, quizá sea necesario intentar varias veces para llegar a los pasos 3 y 4.

Si quieres leer más al respecto, hay un libro para niños, *¿Te da miedo la oscuridad?*, de Jonathan Farr, que acompaña a las familias en el proceso de dominar el miedo a la oscuridad.

PUNTOS CLAVE

1. Asegúrate de que la habitación de tu hijo esté oscura, silenciosa y libre de aparatos electrónicos.
2. Si estás implementando un cambio importante en el lugar en donde duerme tu hijo (por ejemplo, si se están mudando de casa), compártele la transición con antelación. No temas sobornarlo con sábanas o mantas que él mismo elija. Todavía recuerdo las sábanas increíbles de *Star Wars* que tenía de niño.
3. Si tu casa es pequeña, decide en dónde dormirá tu hijo a largo plazo y planifica en dónde dormirás tú y otros miembros de tu familia.
4. Si te preocupa que padezca algún trastorno sensorial, consulta con tu pediatra la posibilidad de acudir a terapia.
5. Aborda los temores nocturnos. Dedícales una semana, mientras pones en práctica la segunda parte del libro.

CAPÍTULO 5

EL MOMENTO OPORTUNO

Cómo encontrar la mejor hora para acostar a tu hijo

OBJETIVOS

- Descubrir el mejor momento para irse a la cama.
- Entender que las siestas tardías y el reloj biológico natural de tu hijo pueden dificultar la hora de acostarse.
- Aprender cómo saber si tu hijo está durmiendo suficiente.

¿Cuándo acostar a tu hijo? Si se lo preguntara a diez padres, todos estarían convencidos de su respuesta. Y las respuestas variarían mucho. Seguro la mayoría diría que en torno a las 8:00 p.m., algunos que a las 6:00 p.m. y otros que a las 10:00 p.m. Todas las respuestas serían correctas, siempre y cuando el niño se duerma, permanezca dormido y despierte bien descansado en la mañana. (En aras de la claridad, la hora de acostarse ocurre cuando apagas la luz para que tu hijo se duerma dentro de veinte minutos aproximadamente.)

Para las familias con problemas de sueño, elegir un horario para acostar a los niños es menos evidente. Permíteme compartir las anécdotas de dos pacientes a quienes hace poco atendí en el Centro del Sueño.

Jon es un niño de cinco años a quien le cuesta dormirse. Se resiste, se opone todas las noches desde que lo acuestan a las 7:00 p.m. hasta que se queda dormido a las 8:30 p.m. Hay toda clase de excusas, gritos, llanto (de padres

*e hijo). Duerme de corrido desde las 8:30 p.m. hasta las 8:00 a.m., cuando
despierta solo.*

*Rob es un niño de cinco años al que se le dificulta quedarse dormido. Sus
papás dicen que normalmente lo acuestan a las 10:00 p.m. En la cama es
muy activo e inquieto y pone muchos pretextos para levantarse y salir de su
recámara. Sus papás lo despiertan a las 8:00 a.m. y toda la mañana está
de malas.*

La intervención que sugerí a estas familias fue la misma. Nos
centramos en optimizar la hora de acostarse, en ambos casos a las
8:30 p.m. Con el nuevo horario, las dos familias reportaron menos
dificultades para acostar a sus niños. Sin embargo, los motivos de
cada intervención fueron distintos. Para entender por qué funcionaron, debemos repasar cómo el organismo decide dormir por la noche.

La magia de "las ganas de dormir" que te cambiará la vida

Como cualquier padre que no ha dormido bien o cualquier científico
del sueño te diría, el sueño puede ser incomprensible. Sin embargo,
entender cuándo sucede no tiene por qué serlo. En cuanto distingues
cómo funciona, es fácil identificar cómo aprovechar las ganas naturales de dormir de tu hijo para facilitar el proceso de acostarlo.

Existen dos procesos que determinan cuándo los seres humanos
se quedan dormidos por la noche. Alexander Borbély, el primero en
describir este sistema en 1982, los denominó "proceso S" y "proceso
C". El "proceso S" es "las ganas de dormir", "la presión para dormir"
o el apetito homeostático para dormir". El proceso C es "las ganas de
estar despierto" y regula la atención durante el día.

El proceso S es sencillo. Es una señal que recibe el organismo
para quedarse dormido y se intensifica cuanto más estés despierto.
(Hace algunos años, científicos lo asociaron con la acumulación del

neurotransmisor adenosina.) Cuando más joven seas, más rápido se acumula. Por eso los lactantes necesitan muchas siestas durante el día, pero los niños de seis años ya no. Esta gráfica lo representa:

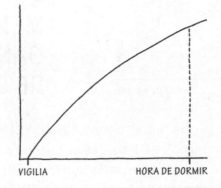

Dormirse más tarde provoca que tenga más ganas de dormir. Quizá por eso Jon no podía dormirse a las 7:00 p.m.: no estaba cansado todavía.

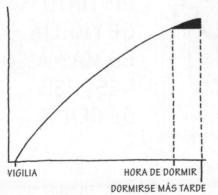

Las siestas pueden provocar dificultades a la hora de dormir. Las siestas extensas o tardías reducen las ganas de dormir. En nuestra gráfica se representa así:

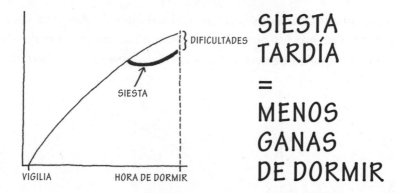

SIESTA TARDÍA = MENOS GANAS DE DORMIR

¿Qué hay de la otra mitad, del proceso C? Es más complejo. La C se refiere a "circadiano", es decir, "relacionado con tu reloj interno. Considéralo una señal que te mantiene despierto durante el día. El horario ideal para acostarse ocurre cuando la señal de vigilia (proceso C) es baja y las ganas de dormir (proceso S), altas:

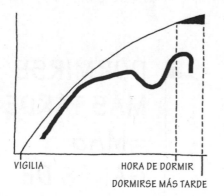

EL INSTINTO DE VIGILIA ES MÁS ALTO DESPUÉS DE CENAR

Observa que la pequeña depresión en el instinto de vigilia a media tarde corresponde a la siesta vespertina o el letargo que sientes a diario después de comer. También observa el pico al final. Esa explosión explica por qué los niños se comportan como locos cuando se les pasa la hora de acostarse. Cuando los papás dicen que sus hijos están demasiado cansados es porque están en esta zona. Peretz Lavie, reputado científico del sueño denomina esta hora, "la zona prohibida", yo la llamo "zona de exclusión aérea". De cualquier modo, es improbable que te vaya bien a la hora de acostar a tu hijo si está corriendo por toda la casa sin pantalones fingiendo ser un tigre. (Como dijo un papá en mi página de Facebook: "mi hijo necesita estar acostado a las 7:30, si no se duerme hasta las 9:00. No hay punto medio."). En este caso, la solución es acostarlo antes o después. En el caso de los niños que se duermen muy tarde, como nuestro amigo Rob, adelantar la hora de acostarlos puede ayudar. (Que en las mañanas no despierte bien descansado indica que duerme muy tarde.)

Cómo encontrar el horario perfecto

Bien, ¿qué significa esto en el caso de tu hijo?

Algunos niños no necesitan cambiar su hora de acostarlos. Si consideras que su horario funciona bien, es porque estas condiciones se cumplen en una noche normal:

- Tu hijo se queda dormido entre veinte y treinta minutos después de apagar la luz. (Por ahora está bien si te necesita presente para quedarse dormido. En la tercera parte lo abordaremos.)
- La hora de acostarse no suscita mucho conflicto.
- Tu hijo despierta solo entre 6:00 y 8:00 a.m. y no está de mal humor.

Si estas condiciones no se cumplen, tu hijo necesita un horario nuevo. Guíate por los siguientes lineamientos.

¿ES PRUDENTE DARLE A TU HIJO MELATONINA?

La melatonina es un remedio común para el insomnio adulto e infantil. Muchos padres de niños con problemas para dormir lo han probado con sus hijos y a veces funciona. Pero aunque con frecuencia se le considera natural y por tanto benigno, los padres deben estar bien informados sobre este medicamento. En primer lugar, la melatonina es una hormona. Sospecho que la mayoría de los padres no les administran estrógenos o testosterona a sus hijos sin asesoría de su médico. En segundo lugar, en los países de la Unión Europea, Reino Unido y Australia se venden sólo con receta médica. Esto garantiza que las dosis sean muy precisas. En Estados Unidos, la Administración de Alimentos y Medicamentos (FDA)la considera un complemento alimenticio, por lo que sus productores no están sujetos a estándares de control de calidad estrictos. Un estudio reciente demostró que la cantidad de melatonina en un complemento cualquiera puede variar entre 83 por ciento menos y 478 por ciento más de la dosis indicada en la etiqueta, de modo que cuando le das a tu hijo una dosis de 3 mg, la dosis real podría oscilar entre 0.5 mg y 14 mg. Más aún, la variabilidad entre lotes alcanzó 456 por ciento, esto quiere decir que cuando compras dos frascos del mismo fabricante, uno de ellos puede tener una cantidad cuatro veces mayor de melatonina que el otro.

La melatonina ayuda a los niños a dormir y puede auxiliar a quienes padecen insomnio agudo. Si te interesa probarla, por favor háblalo con tu pediatra. Es fundamental implementar cambios conductuales que disminuirán la necesidad de este medicamento. Nunca recomiendo medicamentos sin un plan conductual.

Para mayor información sobre el tema, tengo un artículo muy completo aquí: drcraigcanapari.com/should-my-child-take-melatonin-a-guide-for-parents.

1. **Para la mayoría de los niños (hasta los 9 o 10 años), la mejor hora de acostarse es entre las 7:30 y las 8:30 p.m.** ¿No me crees? Investigadores estudiaron a 10,000 niños de tres, cinco y siete años. Descubrieron que quienes se acostaban después de las 9:00 p.m. eran más susceptibles a tener un pobre desempeño escolar en el futuro, sobre todo en lectura, matemáticas y habilidades espaciales. El mismo estudio demostró efectos nocivos similares en el caso de horarios irregulares para acostarse: esto quiere decir que un horario consistente también es importante para el desarrollo de tu hijo.

2. **Los niños deben acostarse a la misma hora casi todas las noches.** Para los niños en edad escolar y menores prefiero que sigan un horario distinto los fines de semana, es decir, que se acuesten una hora más tarde, como máximo. Si permites que su horario varíe más, el resultado es equivalente a vivir en otra zona horaria y en términos prácticos, sufrirá *jetlag* durante el fin de semana. (Por supuesto que la boda de tu hermano u otras ocasiones especiales exigen dormirse más tarde.) Puede ser una transición difícil. Hace poco hablé con una madre sobre los problemas para dormir de su hijo. Ella y su pareja tenían una rutina de salir a cenar con sus amigos y su hijo todas las noches. Cuando le dije que era preciso que cambiaran su estilo de vida, se veía desconsolada. Sin embargo, los resultados de ese cambio fueron maravillosos. ¿Hay excepciones para esa ventana de las 7:30-8:30 p.m.? desde luego. Por ejemplo, los lactantes que duermen tres siestas al día (hablaremos de ello más adelante en este capítulo), se acuestan alrededor de las 10:00 p.m. Sin embargo, entre las 7:30-8:30 p.m. es un buen comienzo.

3. **Si a tu hijo le cuesta trabajo quedarse dormido en la noche, acuéstalo más tarde.** Cuando la científica del sueño Monique LeBourgeois estudió a niños pequeños con dificultades

para dormirse por la noche, midió sus niveles de melatonina vespertinos. Aunque consideramos que la melatonina es un medicamento para el insomnio que se vende sin receta médica, también es una hormona que produce la glándula pineal (en la base del cerebro) para indicar que terminó el periodo de vigilia. En condiciones normales, el organismo empieza a producir melatonina unos treinta minutos antes de acostarte. La doctora LeBourgeois reveló que los niños que tenían dificultades para dormir en la noche empezaban a secretar melatonina durante la hora de acostarse o incluso una hora después, entonces los acostaban cuando su organismo les indicaba que se mantuvieran despiertos. No hay una manera sencilla de medir la melatonina de los niños fuera de entornos de investigación médica. Sin embargo, revisa tu bitácora. ¿A qué hora se queda dormido tu hijo una noche cualquiera? Ésa debería ser su hora de dormir. Por ejemplo, digamos que lo acuestas en su cuna o cama a las 7:15 p.m. y apagas la luz. Llora o se opone hasta las 8:30 p.m. y se queda dormido. En vez de batallar una hora y cuarto todas las noches, acuéstalo a las 8:30 p.m. Te garantizo que esto les facilitará la vida porque incrementarás sus ganas de dormir y respetarán su reloj biológico. Si puedes recorrer su hora de dormir al momento en que se queda dormido y sigues dentro del periodo 7:30–8:30 p.m., todos ganan.

4. **Si acuestas a tu hijo después de las 9:00 p.m. es probable que estés del otro lado de la zona prohibida.** En este caso, prueba acostarlo antes, entre sesenta y noventa minutos. Si tienes un niño de cuatro años que se está acostando a las 10:00 p.m., intenta adelantar su horario a las 8:30 p.m. Por eso la misma intervención —atrasar el horario a las 8:30 p.m.— funciona para dos niños con problemas opuestos. En el caso de Rob, acostarse a las 10:00 p.m. no correspondía con el proceso C y sus padres intentaban acostarlo justo en

plena zona prohibida. En cuanto lo acostaron más temprano, pudo dormirse más rápido. En cuanto a Jon, el problema era el proceso S: se acostaba a las 7:30, cuando todavía no tenía ganas de dormirse.

5. **Las siestas deben concluir cuatro horas antes de ir a acostarse.** Si tu hijo despierta de su siesta hasta las 5:00 p.m., se te dificultará acostarlo a las 8:00 p.m. (En este caso intenta despertarlo a las 4:30 p.m. y acostarlo hasta las 8:30 p.m.) También pon atención a las "siestas furtivas", término que acuñó mi colega la doctora Wendy Ross para describir esas siestas cortas en el coche o en la carriola de regreso de la guardería. Una siesta de veinte minutos a las 5:00 p.m. puede perjudicarte mucho a la hora de acostarlo. A los hermanos o hermanas mayores les encanta ofrecerse para mantener a su hermanito pequeño despierto, aunque a veces con demasiado entusiasmo. (Por ejemplo, un día le pedí a mi hijo mayor que mantuviera despierto a su hermanito y me di cuenta de que lo estaba picando suavemente con una rama que había encontrado en el parque.)

6. **Considera el reloj natural de tu hijo.** Aunque es más común después de la pubertad, algunos niños sí tienen un reloj biológico tardío. Una ocasión una madre me escribió porque su hijo de cinco años, Tommy, se negaba a dormir antes de las 10:30 p.m. porque quería desvelarse con sus hermanos. Normalmente despertaba a las 9:30 a.m., aunque a veces necesitaban despertarlo más temprano, lo cual lo ponía de mal humor. Niños como Tommy tienen un reloj biológico que los predispone a dormirse tarde, lo cual sale a relucir si los papás no ponen límites, por ejemplo durante las vacaciones de verano. La clave para reconocer estos problemas es cuando el niño despierta. Los niños con relojes biológicos difíciles duermen bien cuando se les permite fijar sus propios horarios. No me refiero a dejarlos despertar tarde después de

una noche de insomnio, pues en esos casos, se acuestan y despiertan tarde regularmente. En cuanto a Tommy, si se lo permitieran, podría dormir once horas diarias. Si este horario funciona para toda la familia, no hay problema. Sin embargo, a Tommy no le pueden permitir despertar tan tarde todos los días.

Ante esta situación, es preciso que el cambio para adoptar un nuevo horario sea gradual. Para Tommy, cuya mamá lo quería despierto a las 8:00 a.m., sería así:

Día 1: 10:15 p.m. a 9:15 a.m.
Día 2: 10:00 p.m. a 9:00 a.m.
Día 3: 9:45 p.m. a 8:45 a.m.
Día 4: 9:30 p.m. a 8:30 a.m.
Día 5: 9:15 p.m. a 8:15 a.m.
Día 6 (y diario a partir de entonces): 9:00 p.m. a 8:00 a.m.

La exposición adecuada al sol y el ejercicio en las mañanas también pueden facilitar los cambios de horario. Por último, es fundamental respetar los horarios semanales todos los días, pues un fin de semana de laxitud para dormir y despertar podría reiniciar el ciclo de dormirse tarde. También funciona despertar a tu hijo a la hora deseada todos los días y acostarlo cuando tenga sueño. Esto le suele pasar a los niños como Tommy cuando entran al kínder.

¿Cuánto tiempo necesita dormir tu hijo?

En párrafos anteriores hice referencia a un estudio que se realizó a 10,000 niños y que demostró que aquellos que dormían antes de las 9:00 p.m. parecían tener mejor rendimiento académico. Como todos los estudios, éste tenía algunas restricciones importantes. La principal es que no registró la duración del sueño. Por lo que es probable que el efecto que tiene acostarse más tarde en el rendimiento escolar sólo refleje menos horas de sueño en la noche.

Puede ser muy difícil determinar si tu hijo está durmiendo suficiente por la noche. Esto se debe a que niños de la misma edad tienen distintas necesidades de sueño y las diferencias pueden ser drásticas. Mi hijo mayor necesita dormir igual o más que mi hijo menor, a pesar de que le lleva tres años.

Repasemos los rangos de sueño normales por edad. Ten en cuenta que abarcan veinticuatro horas e incluyen las siestas.

Recién nacidos: (0–3 meses): 14–17 horas
Lactantes (4–11 meses): 12–16 horas
Niños que empiezan a caminar (1–2 años): 11–14 horas
Edad preescolar (3–5): 10–13 horas
Edad escolar (6–12): 9–11 horas
Adolescentes (13–18): 8–10 horas

Revisa las bitácoras de sueño de tu hijo. Si estás usando los diarios de mi página web, para calcular una noche de sueño normal suma los bloques sombreados de tres días y divide esta cifra entre tres. Si tu hijo entra en el rango adecuado, es buena señal.

No obstante, ¿qué pasa si tu hijo de dos años duerme once horas al día (apenas en el rango normal)? Es posible que no esté durmiendo lo suficiente. Para descifrarlo, responde estas preguntas.

- **¿Tu hijo despierta en la mañana sin quejas?** Pocos saben que las personas que duermen lo necesario no necesitan alarmas para despertar. (La mayoría lo ignora porque la falta de sueño es muy común.) En general, los niños en edad escolar y más pequeños deberían despertar contentos, con energía y emocionados por el día que les espera. Si necesitas despertar a tu hijo, no está durmiendo bien en la noche (digamos, porque se está acostando demasiado tarde o está despertando mucho durante la noche) o tiene un trastorno que le interrumpe el sueño, como apnea obstructiva del sueño o asma mal atendida. (Si te preocupa que tu hijo esté cansado a pesar de dormir suficiente, por favor consulta con tu médico qué padecimientos causan alteraciones en el sueño. Para más información, consulta el capítulo 2.) Una advertencia: en el caso de la mayoría de los niños, una hora normal para despertar oscila entre las 6:00 y las 8:00 a.m., sobre todo si se durmieron entre 7:30 y 8:30 p.m. Si tu hijo despierta muy temprano (digamos, 4:30-5:30 a.m.) y de malas puede ser debido a la asociación inapropiada con el inicio del sueño, sobre todo si te necesita para quedarse dormido y después lo llevas a tu recámara porque despierta a las 4:30 a.m. En cuanto empiece a quedarse dormido solo, esto mejorará. De lo contrario, en el capítulo 9 sugiero cómo abordarlo.

- **¿El desempeño de tu hijo durante el día es bueno, comparado con niños de su edad?** Cuando los niños no duermen lo suficiente se muestran hiperactivos, distraídos o presentan problemas de conducta. En la primaria, los niños pueden tener problemas de desempeño comparado con sus compañeros.
- **¿Se mantiene despierto en el coche en recorridos breves por la colonia?** No me refiero a trayectos durante la hora de la siesta, sino a recorridos en otros momentos del día. Muchos niños se quedan dormidos en el camino de tres horas a casa de la abuela, pero si el trayecto al súper dura diez minutos, lo normal es que se mantengan despiertos. Lo contrario indica que no están durmiendo bien en la noche.

Si la respuesta a estas tres preguntas fue positiva, estupendo: tu hijo está durmiendo suficiente en la noche. Esto no quiere decir que no haya cosas que mejorar (por ejemplo, si alguno de los padres no está durmiendo bien o si la hora de acostarse suscita demasiados conflictos). Si respondiste que no a cualquiera de estas preguntas, continúa vigilando cómo duerme tu hijo, consulta a tu pediatra para descartar padecimientos y sigue poniendo en práctica las técnicas que sugiero en este libro. Recuerda, al trabajar en la tercera parte, conviene que tu hijo no esté durmiendo bien, pues si sus ganas de dormir aumentan será más fácil que se quede dormido sin que estés presente. Sin embargo, si te sigue preocupando que no esté durmiendo bien, que no se quede dormido solo o se despierte continuamente, prueba adelantando la hora de acostarlo, entre veinte y treinta minutos, según lo tolere.

SÍNDROME DE PASAR DEMASIADO TIEMPO ACOSTADO

Algunos niños se van a acostar muy temprano para sus relojes biológicos, pero se quedan dormidos poco después de que se apagan las luces. Estos niños despiertan en la noche. Es más común en el caso de los niños que se dormían muy temprano durante la lactancia (entre 6:00–6:30 p.m., como recomienda el doctor Weissbluth en su libro *Healthy Sleep Habits, Happy Child*). Un psicólogo del sueño de nombre Brett Kuhn lo denominó "el síndrome de pasar demasiado tiempo acostado" y es mucho más común de lo que crees. Si te acuesto a las 6:00 p.m. y espero que te quedes en la cama hasta las 6:00 a.m. todos los días, tal vez dormirías doce horas al día un par de días, pero después seguramente te costaría trabajo quedarte dormido o despertarías en la madrugada.

La siesta: la agonía y el éxtasis

En el caso de los niños pequeños, las siestas son parte importante de sus horas totales de sueño en el curso de veinticuatro horas. Sus cerebros no han madurado aún, y el sueño les ayuda a crecer y aprender. A medida que se desarrollan, las siestas dejan de ser tan importantes. Suena claro, ¿cierto? En mi caso, las siestas de nuestros hijos nos dieron dolores de cabeza y es probable que a ti también.

Durante el primer año de vida de mi hijo, sus siestas fueron un desastre total. Si teníamos suerte, dormía una siesta de mala gana y después de un buen rato de resistirse. Después despertaba en treinta o cuarenta minutos, de malas. Siempre durmió muy bien de noche, sobre todo después de que lo entrenamos a los seis meses de edad (para más detalles, consulta "Mis errores durante el entrenamiento del sueño, en el capítulo 7). Pero las siestas eran un lío hasta que cumplió un año dos meses. Entonces mejoró, dormía hasta dos o tres horas de corrido. ¿Qué pasó? Empezó a caminar. Antes de eso no gateó. Se desplazaba de nalgas, impulsándose con las piernas, una forma de desplazamiento lenta y sumamente floja. (Si no has visto a un bebé hacer esto y te quieres reír, googléalo.) Antes de caminar, no creo que estuviera cansado como para dormir una siesta satisfactoria. (Mi hijo menor era mejor para dormir la siesta, pero cuando le quitamos el chupón a los tres años, se vengó y dejó de dormir siestas, punto.)

Como hablamos en párrafos anteriores, el deseo natural de dormir de tu hijo le ayuda a quedarse dormido en la noche, cuanto más tiempo pase despierto, más somnoliento estará. El deseo de dormir de los niños aumenta muchísimo más rápido que el tuyo o el mío. Por eso los niños necesitan siestas y los adultos, no (siempre y cuando estemos bien descansados). Pero el momento en que tu hijo se queda dormido puede tener que ver con las actividades diurnas, la exposición a la luz y si comió recientemente. Si aún hay sol, tu hijo preferiría convivir contigo o asomarse por la ventana.

Las siestas suelen ser un problema constante para los padres porque no hay una guía clara respecto a cómo hacerlo, sobre todo durante el primer año de vida. La mejor hora para dormir la siesta cambia con frecuencia en la lactancia y según cada caso particular. Si tu amiga y tú tienen bebés de un año, seguro los dos duermen en la noche. Pero uno de ellos puede dormir la siesta tres veces al día y otro, una.

Éstos son algunos lineamientos para que los padres encuentren el mejor horario de siestas para su hijo.

¿Cuándo dormir la siesta?

Como detallamos en el capítulo 1, las siestas son problemáticas porque varían mucho entre cada niño. Repasemos brevemente cómo cambian los primeros años de vida.

Inmediatamente después del nacimiento: como expliqué en el primer capítulo, es posible que el horario de tu bebé no se adhiera a un ciclo normal diurno-nocturno. Su vida (y la tuya) consistirá en ciclos de despertar-comer-dormir que duran entre dos y tres horas; esto quiere decir que tu hijo despertará, comerá y se volverá a dormir, y el ciclo se repetirá. Si te parece caótico, lo es. Los recién nacidos son desorganizados.

Entre tres y seis meses de edad: la mayoría de los bebés empezarán a consolidar sus siestas en periodos más largos y menos frecuentes de sueño, al tiempo que van empezando a dormir por la noche de manera consistente. Muchos niños duermen siestas tres veces al día: poco tiempo después de despertar, a mediodía y entrada la tarde. Sin embargo, algunos seguirán durmiendo siestas frecuentes y breves.

Entre seis y quince meses: los bebés que duermen tres siestas, empiezan a dormir sólo dos. Si tu lactante tiene el hábito de acostarse en la noche entre 9:00–10:00 p.m., es el mejor momento para adelantar el horario. Cuando tu hijo está durmiendo dos siestas, el mejor horario para ellas es dos o tres horas después de despertar en la mañana y después de comer. A veces debes probar con estos horarios para encontrar el que les funcione, pero aprovecha la somnolencia natural que se suscita después de comer.

Entre dieciocho y veinticuatro meses de edad: muchos niños empezarán a dormir una siesta, generalmente después de comer, aunque este cambio puede ocurrir desde los quince meses. En este punto empiezan a dormir siestas largas, fabulosas, que te permiten hacer cosas importantes (como pagar las facturas o ver un capítulo de *Game of Thrones*). Las siestas diurnas cesan más o menos después de los tres años, pero hay niños que dejan de necesitarlas entre los dos y los tres años. Por inconcebible que parezca, si a tu hijo se le dificulta mucho dormirse a las 8:30 p.m. puedes prescindir de la siesta.

Como expliqué en el capítulo 1, cuando se trata de la siesta, hay que seguir algunos principios:

- **Que sea breve.** El ritual de la siesta debe ser una versión concisa de la rutina nocturna.
- **Busca el momento adecuado.** Después de los seis meses, pon en práctica los horarios sugeridos arriba y si tu hijo no se duerme después de treinta minutos, despiértalo y espera a la siguiente siesta.
- **Evita las siestas entrada la tarde.**
- **Acepta el dolor.** Las transiciones de las siestas siempre son un horror. Tu hijo no va de dormir sus dos siestas, luego una y finalmente ninguna automáticamente. Por desgracia, no es como prender la luz. Por lo tanto, es normal que tu angelical bebé de tres años se ponga arisco como un marinero ebrio cuando se salte una siesta. Evita las siestas furtivas y procura acostar a tu hijo temprano.
- **Está bien hacer una pausa.** Si tu hijo de cuatro años ya no duerme la siesta, es razonable pedirle que pase un rato en silencio y a solas en su habitación, sobre todo si necesitas ese rato para lavar, responder correos o hacer una llamada.

Por último, cuando hay niñera, guardería o preescolar, a muchas personas se les dificulta imponer un horario consistente para la siesta y la hora de acostarse. Tu hijo puede dormir como ángel con su niñera o en la guardería y negarse rotundamente a hacerlo en casa. Esto puede deberse a la estructura estricta de estos contextos y es posible lograr rutinas similares (mediante señales y consecuencias, como indiqué en otros capítulos). Las guarderías tienen ventajas que tú no. La primera, la señal para dormir la siesta es muy poderosa cuando tu hijo ve a todos los niños acostarse. La segunda es que tu atención es mucho más valiosa que la de la maestra o niñera. Como hablaremos en el capítulo 7, la consecuencia más poderosa para los niños es la atención de sus padres. Si no estás presente, la recompensa de mantenerse despiertos es mucho menor. No es fácil replicar estas circunstancias, pero puedes seguir el ejemplo de muchas guarderías y poner en práctica procedimientos muy estrictos con respecto a la duración de las siestas, con una rutina nocturna muy breve. Además, puede reducirse durante un periodo de tiempo determinado, incluso si tu hijo no está durmiendo (unos treinta minutos si está molesto). Otro reto es cuando tu hijo ya no necesita dormir la siesta, pero duerme una de dos horas en la guardería todos los días, lo cual destruye la esperanza de irse a la cama a una hora normal. Recomiendo comunicarse con su guardería para ver si son flexibles. Tal vez tu hijo podría dedicar ese momento para jugar en silencio en vez de dormir.

PUNTOS CLAVE

1. Si todavía no lo haces, rastrea los hábitos de sueño de tu hijo durante tres días y verifica si le diste al blanco (si se acuesta entre 7:30 y 8:30 p.m. y despierta solo entre 6:00 y 8:00 a.m. de buenas).

2. Si la hora de acostarse es una batalla, contempla acostarlo más tarde, a menos que tu hijo se esté acostando pasadas las 9:00; si es el caso, sería mejor acostarlo antes.

3. Si las siestas son difíciles, reflexiona sobre su duración y evalúa si corresponden con el patrón normal de la edad de tu hijo. Ten en cuenta que las siestas pueden reducirse si el sueño nocturno mejora (o que puede ser momento de dejarlas atrás).

CAPÍTULO 6

EL RITMO DE LA HORA DE ACOSTARSE

OBJETIVOS

- Entender por qué una hora de acostarse caótica les arruinará toda la noche.
- Utilizar el "embudo del sueño" para optimizar la rutina nocturna de tu hijo.
- Aprender a gestionar los chupones y objetos transicionales.

Es común que en el Centro del Sueño los médicos residentes entrevisten a los pacientes antes de entregarme su informe. Después me reúno con los padres y el niño. Hace poco, una residente, la doctora Hawkins, me contó que un niño de tres años tenía serias dificultades para conciliar el sueño y dormir toda la noche. Me dio un informe detallado de las múltiples veces que despertaba en la noche y los conflictos para acostarlo, pero algo le faltaba a su relato.

—¿Y la rutina para acostarlo? Todavía no me queda claro qué hacen todas las noches.

—Pues les pregunté varias veces, pero nunca pudieron describirme el proceso —respondió la doctora Hawkins.

Así invoqué la primera regla de Canapari: si los padres no pueden explicar cómo acuestan a sus hijos todos los días, ésa es la causa de sus problemas para dormir. Es mucho más común de lo que crees. La mayoría de las familias pone en práctica ciertas actividades a la hora de acostar a los niños, pero suelen modificarlas a diario. Como detallamos en el capítulo 5, es importante que la hora de acostarse sea la misma todos los días. Sin embargo, también es fundamental que implique las mismas actividades en el mismo orden y a diario. (Es evidente que los días festivos y ocasiones especiales son excepcionales. Pero si estás haciendo excepciones una vez a la semana, es probable que esto contribuya a las dificultades de tu hijo para dormir.)

Por fortuna te enseñaré a armar una rutina nocturna infalible que llevará a tu hijo al país de los sueños y será tu aliada en las noches que no tienes energía para lidiar con nada. En aras de la claridad, "rutina nocturna" se refiere a las actividades que realices todas las noches con tu hijo hasta que apagas la luz de su habitación y lo dejas solo.

Es muy probable que la hora de acostarse en tu casa sea distinta de la mía. Tal vez vives en una casa grande o un departamento pequeño. A lo mejor tienes diez hijos, tres perros, dos gatos y una llama, o tal vez eres papá soltero y sólo tienes un hijo. Las circunstancias varían, pero podemos encontrar algunas características que comparten todas las rutinas exitosas y si pones en práctica estos principios, crearás el embudo del sueño:

1. Que tenga una lógica.
2. Crea transiciones de las actividades estimulantes vespertinas (como la cena, el juego activo y el tiempo frente a pantallas) a las actividades nocturnas relajantes y, por último, a dormir.
3. Incluye señales claras que preparen a tu hijo para dormir bien.

Veamos cómo se combinan estos principios para crear una rutina nocturna óptima. Recuerda, en el círculo del hábito es preciso crear señales sólidas para generar el comportamiento que quieres. Ya desciframos el mejor horario y lugar para transmitir la señal para dormir. Ahora es momento de perfeccionar esa señal crucial para dormir bien.

El embudo del sueño

El objetivo de tu rutina nocturna es acercar a tu hijo y a ti a la hora de dormir. Considérala un embudo. Un embudo encauza un líquido vasto a un chorro contenido y dirigido. Del mismo modo, el embudo del sueño dirige una cantidad de energía dispersa (si tu hijo se parece al mío) y lo canaliza hacia el sueño. Reuní varias actividades que funcionan bien en secuencia, aunque tienes la libertad de añadir o restar otras, a partir de las prioridades en tu hogar, como la religión o una enfermedad. Organiza las actividades para que acerquen a tu hijo físicamente a su cama y emocionalmente al sueño, disminuyendo su desgaste energético.

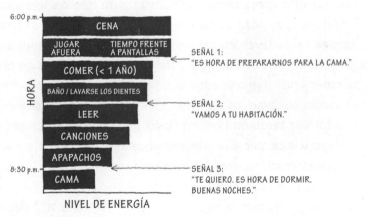

Aunque en sentido estricto la cena no es parte de la rutina nocturna, es importante contemplar todas las actividades vespertinas que realizan a medida que se acerca la hora de dormir. La cena y las actividades posteriores pueden ser muy estimulantes para los niños, y está bien. En este punto algunas familias pueden incorporar tiempo para pantallas. Limítalo para que no exceda los treinta minutos entrada la tarde y usa tu sentido común para actividades como los videojuegos. (Regresa al capítulo 4 para recordar mi opinión sobre la hora de acostarse y los aparatos electrónicos.) A muchos niños se les dificulta despegarse de los videojuegos y pedírselos puede suscitar una disyuntiva, justo cuando quieres que empiecen a relajarse. Si comenzar con la rutina nocturna genera mucho conflicto, algunos expertos recomiendan usar una alarma para avisarle a tu hijo cuánto tiempo le queda para jugar antes de iniciar dicha rutina. Lo mejor es pedirle que él mismo ponga la alarma para que participe en este proceso.

Cuando quieras iniciar, transmite la primera señal: "Es hora de prepararse para la cama". Esto debería ser unos treinta o cuarenta minutos antes de apagar la luz. No tienes que usar la frase que sugiero, pero comunícale con claridad a tu hijo qué quieres que haga. Puede realizar las siguientes actividades fuera de su recámara y está bien si son un poco vigorosas. Si aún toma biberón o amamanta, recomiendo hacerlo fuera de su dormitorio para que no lo asocie con dormir. Después, es hora de lavarse. No todos los niños se bañan en la noche, pero sí se lavan los dientes (y lavan la cara, si tienes suerte). Consejo: si tienes más de un hijo, éste puede ser un foco de tensión. Nuestra niñera nos dijo una vez: "la única vez que veo a sus hijos pelear es cuando se lavan los dientes". (En mi casa las transiciones son difíciles y tal vez también pueden serlo en la tuya.) La combinación del cansancio y la cercanía puede incitar peleas físicas entre mis hijos. Si en tu casa es igual, separa las horas de acostarse o que los niños se preparen en lugares distintos.

Después, transmite la segunda señal: "Vamos a tu habitación". Esto origina que se desplacen a la recámara en donde duerme tu hijo. En este punto hacen actividades tranquilas que ambos disfruten. A algunos niños pequeños les gustan las canciones, a los mayores, no. La lectura tiene muchos beneficios, como mejorar sus habilidades de lectoescritura, fomentar la cercanía con los padres y crear una asociación positiva entre los libros y el aprendizaje, así que sugiero incluirla como actividad para los niños de todas las edades. Si tu familia es religiosa, es buen momento para orar de forma reflexiva y serena. El orden de las actividades no es importante, siempre y cuando sea el mismo todas las noches.

Por último, apapachos breves con las luces apagadas y es hora de la última señal, y la más importante, aquella que le indica a tu hijo que es hora de dormir. Me gusta: "Te quiero, es hora de dormir. Buenas noches". Si decides usar una máquina de ruido blanco, enciéndela.

El siguiente punto es crucial: si tu hijo está habituado a quedarse dormido en tu presencia, decide si puedes salir de su habitación sin alterarlo mucho. Sospecho que sabes lo difícil que puede ser, pero a veces una rutina nocturna más ordenada resulta en una salida más fácil y grácil de su habitación. Si no estás seguro, dile que vas a salir pero que pronto volverás a ver cómo está. Algunos niños aceptan, otros no. Si puedes salir de la recámara, genial. Dentro de cinco o diez minutos regresa a verlo. Elógialo: "Mírate qué grande, dormida en tu cama". Dale un beso y repite la tercera señal.

Si le da un ataque ante la idea de tu ausencia, no te preocupes. Es común si está acostumbrado a dormir en tu presencia. En cuanto se instituya su nueva rutina (dentro de cuatro o cinco días), vuelve a intentar salir de la recámara. Si no lo logras, no pasa nada. En la tercera parte te mostraré cómo recurrir a las consecuencias para que tu hijo aprenda a dormir de forma independiente sin mucho alboroto.

En la sección de recursos de mi página web (https://drcraig canapari.com/nevertoolate), puedes descargar una hoja de ejercicios para esta sección. Llénala y pégala en algún sitio que te facilite seguir la rutina.

El ritmo perfecto

Cuando estás diseñando el embudo nocturno de tu hijo hay algunos elementos que le permitirán quedarse dormido con desenvoltura. Les garantizarán sueño de calidad.

En primer lugar, la rutina nocturna debe ser concisa. Si la rutina dura horas, crearás muchas oportunidades para que se suscite el conflicto. Revisa la rutina que seleccionaste en el capítulo 5 y expresa con claridad la primera señal, prepararse para ir a la cama, treinta o cuarenta y cinco minutos antes. Esto te debería dar tiempo suficiente para no apresurarse, pero aprovechar el impulso para acostar a tu hijo a la hora adecuada. Si se te sigue dificultando acostarlo a la hora indicada, perfecciona las transiciones entre cada actividad. Cuando se esté lavando los dientes encamínalo con suavidad, pero firmeza, para que se ponga la pijama en su recámara.

En segundo lugar, la rutina debe ser lineal. Todas las actividades, desde la cena hasta acostarse, deben transcurrir de manera lógica en tu casa. Esto es, cada paso debe acercar a tu hijo a su habitación. Subir y bajar las escaleras diez veces en la noche, lo anima y es menos probable que se serene para leer. ¿Quieres un ejemplo claro? Vamos a ver las rutinas de Zoe y Andy, dos niños de cinco años y vecinos.

Éstos son los movimientos de Zoe antes de acostarse.

1. De la cocina a la sala para ver la tele.
2. Al baño para lavarse los dientes.
3. A la recámara a ponerse la pijama.
4. Otra vez a la sala para correr y luchar con su hermano.
5. De nuevo a la cocina para comer un refrigerio (derrama leche en la pijama).
6. De vuelta al baño para lavarse los dientes.
7. Por fin a su habitación, se cambia la pijama mientras su papá intenta acostarla para leer.

Al final, todos están acelerados y Zoe, sudando.

Compáralo con los movimientos de Andy.

1. De la cocina a la sala para ver un programa y jugar con su hermano.

2. De la sala a su recámara, a bañarse y lavarse los dientes.
3. Del baño a su cama, en donde se pone la pijama, lee dos cuentos con su papá y se acuesta.

¿A quién crees que le cuesta más trabajo quedarse dormido? En mi casa, hago hasta lo imposible para que mis hijos ya no bajen las escaleras después de lavarse los dientes. Cualquier viaje innecesario, por ejemplo, a la sala por un libro, demorará la hora de acostarse hasta quince minutos. Si la noche de tu hijo se parece a la de Zoe, anota todo lo que ocurre una noche y revísalo. ¿Cómo puedes abreviarlo?

En tercer lugar, la rutina debe ser placentera para los dos. Si todas las noches pelean, es difícil imaginarlo. En el capítulo 4, nos centramos en el lugar donde duerme tu hijo: su habitación debe ser un lugar en el que quiera estar. Si cada que lo llevas a su espacio empieza a llorar, es un problema. Puedes resolverlo pasando tiempo ahí durante el día, haciendo actividades que le gusten. Jueguen al té con sus peluches. Construyan un fuerte de almohadas. Busquen un tesoro. Lean sin la presión de dormirlo. Si el problema persiste, consulta la sección "Ensayo" en el capítulo 8.

Por último, la rutina nocturna debe ser constante. Sé que insisto mucho con esto, pero es fundamental. Para parafrasear las primeras líneas de *Anna Karenina*, todas las rutinas nocturnas exitosas se parecen; pero cada rutina nocturna infructuosa tiene un motivo especial para fracasar. Si creas el embudo nocturno y lo sigues meticulosamente todas las noches, esa señal poderosa fomentará que tu hijo duerma bien todas las noches. Si la rutina nocturna varía todos los días, seguirá teniendo las mismas dificultades para dormir (al igual que tú). Te animo a seguir los mismos pasos por lo menos seis noches seguidas y reservar las alteraciones para ocasiones especiales, como los días festivos. (Es obvio que si en Halloween tu hijo ha estado corriendo en la oscuridad y comiendo dulces, se le dificultará tranquilizarse.) Por fortuna, tengo una herramienta fabulosa para que los dos sigan su rutina: la tabla nocturna.

La tabla nocturna

En los baños de muchas carreteras y restaurantes de comida rápida tal vez hayas visto un portapapeles colgando en la pared. El portapapeles contiene una hoja con una lista de actividades que deben realizarse cada que un empleado limpia el baño, así como un espacio para el nombre del empleado y la fecha y hora de la limpieza. El motivo es que seguir los mismos pasos garantiza que el baño esté limpio. El uso de este tipo de listas está generalizado en muchas industrias: en el quirófano de un hospital, en las aerolíneas. Una tabla nocturna te permite sacarle provecho a esta herramienta tan valiosa.

Una tabla nocturna representa la rutina nocturna de tu hijo. (Para no atiborrarla limítala de tres a cinco actividades.) Si te gusta hacer manualidades con tu hijo, dedíquenle el tiempo que quieran a diseñarla, pero tampoco debe ser compleja. Un papá me enseñó la suya en un post-it, había dibujado un cepillo de dientes, un libro y una cama. Todas las noches su hijo de dos años señalaba cada paso antes de hacerlo.

Para los niños que no saben leer, podrías pegar fotos u objetos a la tabla para cada paso. Podrías pegar un cepillo de dientes, una foto de tu hijo lavándose los dientes o un recorte de una revista. Si tu hijo toma algún medicamento (por ejemplo, un inhalador para el asma), inclúyelo en la tabla. Algunas personas recomiendan incluir un elemento "final" para los niños que retrasan la hora de acostarse, como un abrazo extra con las luces apagadas. No tiene por qué ser una lista, pero si a tu hijo le gusta palomear recuadros, adelante.

Si tu hijo tiene trastorno por déficit de atención o autismo estas tablas pueden ser particularmente útiles. A los niños con autismo les viene bien pegar un objeto físico (cepillo de dientes, pijama para muñeca, libro, cama de una casa de muñecas) a una tira de velcro; al día siguiente, lo pueden arrancar y poner en un bote.

Con la tabla nocturna también puedes crear un sistema de recompensas. Recomiendo pegar fotos a un pizarrón blanco y crear

132

una cuadrícula que permita palomear recuadros todos los días de la semana. Tengo algunos ejemplos en mi página: https://drcraigcana pari.com/nevertoolate. Para más información sobre recompensas, por favor consulta el capítulo 8.

Mantas, chupones y peluches, caray...

Cuando nació mi hijo mayor, el jefe de mi esposa nos envió una canasta de regalo con toallas, mantas y un osito de peluche pequeño. Lo agregamos a la colección de unos treinta peluches que le habían regalado cuando nació. Era un oso pequeño y suave con un moño azul en el cuello. Sin nada especial, salvo por una cosa: mi hijo ha dormido con él desde que tenía un año de edad.

Este oso de peluche (al que con mucha imaginación llamamos Oso) ha sido el compañero constante de mi hijo desde entonces. No puedo explicar la alquimia compleja que suscitó que el oso fuera el objeto de su afecto. Lo que sí sé es que si hubiera un incendio en mi casa, Oso sería uno de los primeros objetos que tomaría al evacuar a mi familia. Cuando salimos de viaje comprobamos hasta tres veces que lo llevamos. Ahora que mi hijo está un poco más grande, ya no lo lleva a las pijamadas con sus amigos, pero en casa, duerme con él todas las noches.

En la bibliografía médica, los objetos queridos como Oso se denominan "objetos de transición". Los peluches y mantas son objetos transicionales comunes y pueden ayudar a los niños a dormir solos. Mi sobrina tiene una rata de caucho con la que duerme, se llama Rata bebé; sus papás no la quieren tanto como nosotros a Oso.

No todos los niños tienen un objeto transicional. Cuando intentamos que mi hijo pequeño creara un vínculo afectivo con algún juguete, lo abrazaba con total amabilidad y cuando apagábamos la luz, lo tiraba de su cuna. Sin embargo, quizá tengas mejor suerte con tu hijo, pues vale la pena intentarlo si se pone ansioso a la hora de acostarlo. No es recomendable que los niños menores de un año duerman con objetos suaves (mantas sueltas, peluches, etcétera) por el riesgo de asfixia.

Lo más sencillo es introducir un objeto transicional cuando tu hijo es pequeño (entre uno y tres años). Si tiene un peluche favorito, genial. De lo contrario, pídele que elija uno para dormir. (Sobre todo si tiene temores nocturnos, para mayor información, consulta la intervención "Peludito" en la página 104 del capítulo 4). Una camiseta que huela a mamá o papá también funciona. Que tu hijo lleve el objeto en la rutina nocturna y lo acueste junto a él en su cama. Si no quiere, no lo obligues. Cuando llegues a la tercera parte, empezar a dormir de forma independiente, pídele que lo cuide bien en la noche.

Los chupones son otra especie de objeto de transición. Estoy seguro de que los conoces bien. Algunos niños los adoran y otros no. Me encantaba el efecto mágico de poner uno en la boca de mis bebés cuando lloraban para que se quedaran dormidos. La Academia Estadunidense de Pediatría recomienda ofrecer un chupón a la hora de la siesta y en la noche los primeros seis meses de vida, pues hacerlo disminuye el riesgo del síndrome de muerte súbita del lactante (SMSL), incluso si el chupón se le cae de la boca. Desde el punto de vista conductual, he descubierto que existen dos oportunidades para quitarles el chupón sin mucho alboroto. La primera alrededor de los seis o nueve meses de edad. La segunda, en torno a los tres años. Después de esta edad, el chupón puede ser nocivo para sus dientes. Siempre creí que nos desharíamos del chupón de mis hijos en la primera oportunidad, pero mi esposa quiso esperar. Así que mis dos hijos recibieron la visita del hada de los chupones: después de contarles que "otros bebés van a necesitar tu chupón ahora que tú ya eres un niño grande", los envolvimos y los dejamos fuera de su recámara. Esa noche, cuando los niños se durmieron, nos llevamos los chupones y les dejamos un regalito.

Si el chupón está causando una asociación inapropiada con el inicio del sueño, tendrás que retirarlo antes. Si todas las noches entras corriendo a la habitación de tu hijo varias veces para volvérselo a poner en la boca (o si lo está aventando desde su cuna y exigiendo que sus papás entren a dárselo, como mi sobrina hizo), es hora de deshacerse de él. Retíralo a la hora de acostarlo como parte de la técnica de consecuencias que elijas en el capítulo 8.

Preguntas y respuestas sobre la hora de acostarse

Queda claro que cada familia tendrá que crear una rutina que funcione bien en casa. Éstas son algunas preguntas que se suscitan.

P. ¿Quién debe acostar a los niños?

R. Al igual que con los lactantes, es importante que todos los responsables del cuidado de los niños en el hogar intervengan en su transición de la vigilia a la hora de dormir. Por desgracia, los padres cansados me cuentan lo mismo: "mi hijo sólo se duerme conmigo" (por desgracia, en la mayoría de las relaciones, en general la mamá lleva esta carga). Como discutimos en el capítulo 1, es fundamental que tu hijo realice esta rutina con sus dos padres. Si nunca ha aprendido a hacerlo con uno de ellos, es el momento. La mejor manera de lograrlo es que mamá salga de la ciudad unos días (de preferencia a una cueva subterránea sin señal de celular, aunque un fin de semana con amigos basta). Créeme, papá y el niño se las arreglarán. Si hablar de esto con tu pareja te estresa, te propongo esto: "Llevamos un rato padeciendo con los hábitos de sueño de Ben, y no creo poder resolverlo sola. Necesito que algunas veces te involucres en la rutina para acostarlo, hasta que pueda empezar a dormir solo".

P. ¿Y si mi hijo amamanta para dormir?

R. Es un problema común entre los lactantes y una de las asociaciones inadecuadas con el inicio del sueño más frecuentes. Sin embargo, después de los ocho o nueve meses de edad, amamantar a tu hijo hasta que se quede dormido (a diferencia de treinta minutos antes) no supone ninguna diferencia entre que duerma toda la noche o despierte para comer. Lo mejor por ahora es adelantar la lactancia en la secuencia para acostarlo. Si siempre lo has amamantado para que se quede dormido, se sentirá raro. Recomiendo abordarlo de esta forma:

1. Que el primer paso en la rutina nocturna sea amamantarlo, de preferencia fuera de su recámara.
2. De ser posible, que a partir de este punto otro adulto continúe acostándolo (consulta "¿Quién debe acostar a los niños?").

Quizás haya lágrimas, pero suele ser necesario, y está bien quedarte con tu hijo para tranquilizarlo.

P. ¿Qué pasa si mi hijo empieza a llorar después de que cambie su rutina?

R. Aunque algunos de los cambios que propongo en esta sección parecen drásticos, suelen implementarse con mucha facilidad. Si tu hijo se altera, consuélalo; pero procura salir de su dormitorio lo más rápido posible. Si empieza a llorar más, está bien entrar y reconfortarlo para que se duerma. En la tercera parte hablaremos sobre cómo dejar de participar en esta parte de la rutina.

P. ¿Qué pasa si mi hijo no se queda dormido a menos de que yo esté presente?

R. En esta sección nos centramos en perfeccionar la rutina nocturna de tu hijo para garantizar que duerma bien. Si tu hijo te sigue necesitando para quedarse dormido, está bien. Mientras revisas el contenido de la tercera parte, sigue poniendo en práctica las acciones para acostarlo una o dos semanas más. De momento, está bien que le hagas compañía. Algunos niños aprenden a dormir mejor con las intervenciones que he propuesto hasta ahora. Si sigues insatisfecho con los hábitos de sueño de tu hijo, en la tercera parte aprenderemos a emplear las consecuencias para que toda la familia descanse.

PUNTOS CLAVE

1. Llena tu hoja de ejercicios "Embudo nocturno" (disponible en https://drcraigcanapari.com/nevertoolate). Si terminas con una rutina nocturna muy parecida a la anterior, no pasa nada. A muchas familias les pasa. Sistematizarla te ayudará a transmitir una señal consistente todas las noches. Es muy importante decidir qué señales verbales emplearás noche tras noche.

2. Haz una tabla nocturna. La hoja de ejercicios "Embudo nocturno" es un recordatorio para ti; la tabla nocturna es un recordatorio para tu hijo. Los dibujos o fotos hacen maravillas, al igual que palabras sencillas para los niños que saben leer. Utiliza un pizarrón blanco si quieres que tu hijo palomee un recuadro en cada paso. (En lo personal, me encanta palomear recuadros.)

3. Implementa tu nueva rutina durante una o dos semanas. Es hora de ponerla en práctica en el nuevo horario para acostar a tu hijo en su espacio para dormir renovado. En el caso de algunos niños, es todo lo que hace falta. Si las cosas no son perfectas, espera un poco. Si aún necesitas mejorar sus hábitos de sueño, continúa a la tercera parte de este libro.

La verdad sobre las consecuencias

Para este punto, ya debiste haber completado los siguientes pasos: retiraste los obstáculos principales, ya no amamantas a tu hijo en las madrugadas y lo pasaste a su recámara, también has dedicado tiempo en el día a superar el miedo a la oscuridad y los berrinches. Ya diseñaste una rutina nocturna perfectamente cronometrada. Date una palmadita en la espalda, acabas de sentar las bases para que tu hijo duerma bien de por vida.

Tu hijo ha empezado a conciliar el sueño solo, a dormir toda la noche, a despertar a una hora razonable en la mañana; o bien —como es muy común—, todavía te necesita en su habitación para quedarse dormido, sigue despertándose en la madrugada o muy temprano por la mañana.

Si ya llegaste al primer escenario: ¡felicidades! Es posible y espero que te haya sucedido.

Si no es tu caso, ¡no te desesperes! Vamos a emplear la otra parte del círculo del hábito, las consecuencias, para enseñarle a tu hijo a dormir solo.

CAPÍTULO 7

TÚ TIENES LA SOLUCIÓN

OBJETIVOS

- Reconsiderar cómo tu conducta fomenta los hábitos de sueño de tu hijo.
- Saber que el entrenamiento para dormir es seguro.
- Entender por qué tendrás éxito, incluso si ya has fracasado.

Ya que perfeccionaste la hora de acostar a tu hijo, estamos en la recta final, incluso si aún no se concilia el sueño solo.

¿Por qué es importante que lo haga? Porque si te necesita para quedarse dormido cuando lo acuestas (tu hijo tiene un trastorno de asociación con el inicio del sueño, descrito en el capítulo 2), también te necesitará para volver a dormirse si despierta en la madrugada. Ha aprendido a asociar tu presencia con la capacidad para dormir. Salir de su recámara antes de que se quede dormido produce menos despertares nocturnos dentro de pocas semanas. (Si tu hijo concilia el sueño solo pero sigue despertándose en la madrugada, termina de leer este capítulo y luego procede al 9.)

Suena fácil, ¿cierto? Sin embargo, si ya has intentado entrenar a tu hijo, sabes que ésta es la parte difícil.

En este capítulo quiero enseñarte a convertirte en un ninja de la crianza al dominar el arte de gestionar tu propia conducta. Lograrlo ayudará a tu hijo a dormir mejor. Lo más importante es que, como buen ninja, podrás cambiar la conducta de tu hijo sin que se dé cuenta.

Por qué tu conducta es tan importante

Recordemos el círculo del hábito del capítulo 2, y veamos qué pasa cuando tu hijo no está acostumbrado a conciliar el sueño solo. Cuando sales de su habitación, es la señal para que empiece a llorar, debatir o retrasarse. Como muchos padres cansados, cedes, regresas y te quedas hasta que se duerma.

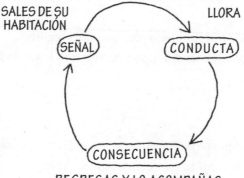

Es otro ejemplo de un círculo doble del hábito. Tu cerebro cansado está condicionado para regresar a fin de que se duerma rápido. Así funciona.

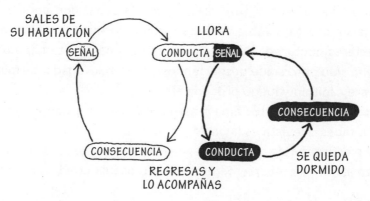

En este caso, la protesta de tu hijo es la señal para que aceptes sus exigencias; aceptarlas es tu conducta, con tal de obtener ese dulce néctar de pasar un rato sin hijos. Y los dos círculos siguen girando noche tras noche, tanto a la hora de acostarlo como en la madrugada, cuando tu hijo despierta de manera natural.

Como puedes ver, la consecuencia de tu hijo y tu conducta —tu reacción a su señal— son lo mismo. Cambiar la consecuencia sin cambiar tu conducta sería dificilísimo. Éste es un correo que recibí de una madre atrapada precisamente en este círculo doble del hábito:

Mi esposo y yo entrenamos a nuestro hijo con la asistencia de un entrenador en casa durante la lactancia. Ahora tiene tres años. Desde hace dos o tres semanas, el sueño en casa es un desastre y no hemos podido identificar por qué… además lo hemos empeorado con excepciones, "ven a la cama", etcétera. Llevamos dos semanas utilizando todas las técnicas que aprendimos y sigue despertándose aterrado. Si no intervenimos, sufre y despierta a su hermano y hermana. Está alterando su conducta en la escuela y están cansados. Él entra al kínder en tres semanas y queremos que empiece bien el año.

Los padres desesperados harán hasta lo imposible por tranquilizar a sus hijos: acariciarlos, llevarlos a su cama, buscar monstruos en el clóset con una linterna, incluso prometer comprar un Lego nuevo al día siguiente. Cuando cedes así, estás alimentando un círculo del hábito que quieres combatir: las alteraciones en el sueño. Para evitarlo, necesitas tener un plan sobre qué hacer cuando tu hijo frustre tus mejores planes. (Y créeme, los niños lo hacen.) En el capítulo 8 hablaremos sobre estrategias específicas. Sin embargo, primero necesitamos entender cómo funcionan las consecuencias y por qué son la mejor manera de cambiar tus hábitos y crear nuevos para tu hijo.

En la segunda parte hablamos de la rutina nocturna: la señal definitiva para dormir bien en la noche. Empezamos ahí porque funciona.

Además se realiza en un momento en el que los padres tienen más energía que en la madrugada. También nos centraremos en este punto para ajustar las consecuencias. Es preciso interrumpir la parte del círculo que es tu conducta (y la consecuencia de tu hijo). Centraremos nuestra intervención tras la conducta indeseable de tu hijo. Para hacerlo con éxito, necesitarás concebir un plan para saber qué hacer cuando esta conducta desencadene tu círculo del hábito.

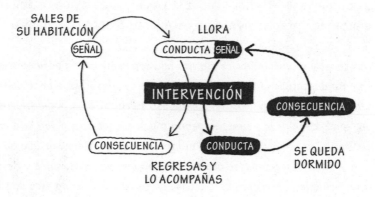

El efecto de las consecuencias

Quiero centrarme en dos consecuencias muy efectivas: las positivas y la extinción.

Es imposible cambiar la conducta de tu hijo pequeño directamente mediante instrucciones, órdenes o súplicas sinceras. Si quiere pintar las paredes con un marcador indeleble, encontrará el modo de hacerlo. Pero sí puedes cambiar tu reacción. Por ejemplo, puedes levantar la voz, quitarle el marcador y su oso de peluche. Son consecuencias negativas, lo que llamamos castigos. Pero las consecuencias negativas no son muy efectivas; de hecho, muchas veces producen un efecto indeseado: animan a tu hijo a repetir la conducta en cuestión cuando quiere que le pongas atención. (Piénsalo, te pones como loco y esto le indica que portarse mal es una conducta efectiva con la que, sin duda, le vas a hacer caso.) Los niños, sobre todo si están aburridos o ansiosos, quieren que mamá o papá les pongan atención, como sea. Por eso los niños te interrumpen mientras escribes un correo o hablas por teléfono. Prefieren que los atiendas, aunque sea con gritos.

Además, a los padres no nos gustan las consecuencias negativas, nos hacen sentir mal. Responder con ira nos provoca culpa y arrepentimiento. En todo caso, ten la seguridad de que tu hijo es fuerte, no lo traumaste de por vida. No has arruinado su felicidad a largo plazo ni su probabilidad de dormir bien en la noche. Intenta perdonarte y prepárate para mejorar la situación.

¿Qué más puedes hacer, además de ponerte como furia con tu pequeño artista porque creó una obra maestra rupestre en tu pared? Le puedes explicar (después de respirar profundo) por qué dibujar en la pared es mala idea, darle una hoja y sentarlo en la mesa de la cocina con un refrigerio y un beso (consecuencias positivas). Si premias la conducta que quieres, cortas el círculo del hábito: cambias tu conducta para crear una mejor consecuencia para tu hijo.

A veces, lo más contundente es no hacerle caso, el equivalente sutil, aunque eficaz, del tiempo fuera. (El desafortunado término conductual para referirse a un comportamiento indeseable es *extinción*.) Por supuesto cuando tu hijo está pintando todas tus paredes no es la mejor opción, pero tienes muchas otras oportunidades para hacer que la salida óptima sea no hacer nada. ¿Tu hijo insiste en hablar con voz chistosa en la mesa a la hora de la comida? Ignóralo. ¿Tu hijo siempre te interrumpe cuando contestas una llamada del trabajo? Vete a otra recámara y cierra la puerta con total serenidad. ¿Tu hijo cree que los gases son un chiste? Haz lo posible por no reírte (si lo logras, dime cómo). El método más célebre del entrenamiento para dormir es un programa de extinción modificado que popularizó el doctor Ferber. Es importante mencionar que, a menudo, los métodos de extinción ocasionan un breve arrebato de conducta problemática (es el arranque previo a la extinción que mencioné en capítulos anteriores).

La clave es: si tu hijo está haciendo algo una y otra vez, y quieres que deje de hacerlo, céntrate en tu reacción ante la conducta. Tu respuesta fomenta el círculo del hábito.

Mis errores durante el entrenamiento

Como mencioné en el capítulo 1, cuando mi hijo mayor tenía seis meses de edad, creía que lo había resuelto todo. Llevaba un mes durmiendo toda la noche sin que hubiera sido necesario alterar nuestra rutina nocturna clásica del primer hijo. Mi esposa y yo lo bañábamos juntos, le poníamos la pijama juntos y le leíamos un cuento. Mi esposa lo amamantaba hasta que se quedaba dormido, después me lo pasaba y yo lo acostaba en su cuna. Hasta que una noche despertó y pidió que mamá lo amamantara. La noche siguiente despertó dos veces. La tercera, tres. Transcurrió una semana, en la que esperé a que el problema desapareciera (lo cual no sucedió), para que me diera cuenta de que habíamos desaprovechado la oportunidad de que aprendiera a dormir de forma independiente sin dificultades (como describí en el capítulo 1).

Como la mayoría de los pediatras, opté por el método de extinción o dejarlo llorar (como explico en el capítulo 8, es el método más directo). De golpe, dejamos de amamantarlo hasta que se quedara dormido y lo acostamos adormilado, pero despierto. Fue horrible. La primera noche lloró cerca de una hora. Intentamos asomarnos a su recámara, pero era como ponerle gasolina a un incendio. La noche siguiente decidimos dejarlo llorar hasta que se quedara dormido. Lloró dos horas y media. Mi esposa también lloraba. Fue espantoso.

La noche siguiente, lloró veinte minutos. A la cuarta noche terminamos: se quedó dormido solo y los despertares se resolvieron en un par de días. Pero no fue agradable.

Me hubiera gustado hacer algunas cosas de otra forma. La primera es que ignoramos sus señales de que estaba listo para dormir solo: estaba durmiendo periodos más extensos de manera natural y empezó a despertar en la noche de nuevo. La segunda es que no intentamos perfeccionar su rutina nocturna ni acostarlo más tarde temporalmente (esto se llama *disipar la hora de dormir* y lo abordo en el capítulo 8). Probablemente eso hubiera facilitado el proceso. Por último, hubiera preferido que mi esposa no pasara la noche en casa el segundo día. Como pediatra, estoy acostumbrado al llanto, pero ella no (esto no quiere decir que para mí haya sido fácil). Es una dificultad común que se puede eludir si hablas con tu pareja antes de implementar algún programa para modificar la conducta de su hijo. Si lo hubiéramos hablado y organizado con anticipación, habríamos evitado una tarea difícil.

EL ENTRENAMIENTO PARA DORMIR ES SEGURO

Ya que mencionamos al doctor Ferber, hablemos de la seguridad de este entrenamiento. El entrenamiento para dormir no se reduce al método que popularizó el doctor Ferber, en jerga médica, "extinción gradual" ("gradual" porque implica que los padres revisen al bebé en intervalos cada vez mayores, "extinción" porque implica ignorar las exigencias del bebé), y más comúnmente, "dejarlos llorar". Sin embargo, quizá sea el método más célebre para enseñar a los niños a dormir, y como detallamos en el capítulo 3, el más controvertido.

Los métodos de entrenamiento son muy eficaces y una serie de estudios han comprobado que son seguros. No obstante, estos métodos denominados "dejarlos llorar" se llaman así por razones obvias, y para los padres es difícil tolerar tanto llanto sin intervenir. Como señalé anteriormente, algunos partidarios de la crianza con apego alegan que causa daño cerebral a los niños.

¿Qué hay del entrenamiento para dormir y los niños saludables? ¿Qué evidencia garantiza su seguridad? Múltiples estudios que se realizaron a miles de niños demuestran que no sufrieron daños. La mayoría de los estudios se han centrado en la extinción, pues es el método más controvertido, pero también han examinado otros. Un grupo en Australia liderado por el psicólogo Harriet Hiscock realizó el mejor estudio a largo plazo. *El estudio del sueño de los niños* valoró a 326 niños durante los primeros seis años de vida. A las familias que participaron en el estudio les ofrecieron guiarlas para realizar el entrenamiento o atención médica de rutina. Los autores reportaron que los niños a quienes habían entrenado para dormir, mediante cualquier método, durante la lactancia dormían mejor a los dos años de edad y sus madres eran menos susceptibles a padecer depresión. Varios años después, los investigadores examinaron de nuevo a estos niños y revelaron que quienes habían recibido el entrenamiento para dormir no presentaban ninguna evidencia de problemas conductuales o emocionales, comparados con los niños que no recibieron el entrenamiento. También midieron sus niveles de cortisol, la hormona del estrés; los opositores del entrenamiento para dormir aseguran que es el mecanismo por el cual llorar causa problemas en el cerebro en desarrollo. Los investigadores no encontraron prueba alguna de diferencias en la secreción de cortisol entre los niños que habían recibido el entrenamiento y los que no. Por tanto, los niños no mostraron señales de que sus respuestas ante el estrés hayan aumentado durante la infancia.

Estos resultados son absolutamente útiles. En primera instancia, brindaron evidencia a largo plazo de la seguridad del entrenamiento para dormir. En segundo, reconocen que la mayoría de los niños duerme mejor con el tiempo, sin importar lo que hagas. Es un descubrimiento positivo para los padres y refleja la filosofía de este libro. Los padres recibimos tanta presión, sobre todo en las redes sociales, para ser padres perfectos: inscribir a nuestros hijos menores de tres años en clases de mandarín, en Hogwarts, amamantarlos hasta el kínder y elegir la mejor estrategia de crianza para todo momento. Pero no tienes que ser el padre perfecto. Como el reputado pediatra y psicoanalista Donald Winnicott dijo: los niños necesitan "una madre aceptable": madre (o padre) que quiera a su hijo y haga su mejor esfuerzo por cuidarlo. Del mismo modo, mi objetivo es que el sueño de tu familia sea satisfactorio, porque nada es perfecto, pero todos en tu casa necesitan dormir bien para estar de buenas, funcionar bien y manejar con precaución.

Descubre el "opuesto positivo"

El doctor Alan Kazdin, psicólogo conductual de Yale a quien mencioné en el capítulo 2, ha realizado un largo estudio sobre el uso del hábito en la psicología para moldear la conducta de los niños. Habla sobre fomentar el "opuesto positivo" de la conducta que quieres cambiar, es decir, cómo quieres que se comporte tu hijo. Para hacerlo, debes imaginar cómo sería. Seguro no es difícil imaginarlo si sus hábitos de sueño te están dando dolores de cabeza. Tu opuesto positivo seguro implica que concilie el sueño, duerma toda la noche y despierte a una hora decente al día siguiente.

A la hora de guiar a tu hijo hacia el opuesto positivo, la herramienta más eficiente para producir cambios a largo plazo es la atención positiva y los elogios. Con frecuencia los padres reaccionamos frente a la mala conducta, pero ignoramos la buena conducta. Cuando mi hijo se pone mal diez minutos antes de la cena porque quiere una colación, le doy una o le grito. Pero si está sentado en silencio jugando un juego de mesa con su hermano, suspiro aliviado y termino de hacer la cena. No desaproveches las oportunidades para elogiar a tu hijo si hace un buen trabajo. Señala todos los pasos, por pequeños que sean, dirigidos a una noche de sueño perfecto. Si tu hijo rezonga menos a la hora de acostarse, señálalo. Si se queda diez minutos más en su habitación en la mañana, dale besos y abrazos extra. Si quieres que tus elogios surtan efecto, deben ser exagerados, generosos: piensa en programas como *The Wiggles* o *Barney*, incluso si pones los ojos en blanco con las actuaciones.

Recuerda que las cosas no mejoran de la noche a la mañana. Elogia los pasos pequeños como si fueran grandes victorias. Halaga incluso cuando las cosas no son perfectas o cuando experimenten un retroceso. Por último, elogia lo que tu hijo puede controlar y no lo regañes por lo que no. Tu hijo puede acostarse, pero no puede decidir a qué hora se queda dormido. Puede ser valiente cuando esté asustado, pero no puede controlar si se asusta o no. Tampoco puede controlar si se despierta en la madrugada; en cambio, sí puede encargarse de cómo lo gestiona. En el capítulo 8 hablaremos de los sistemas de recompensas para los niños mayores y de la obra del doctor Kazdin con más detalle. Si estás indeciso sobre si tu hijo cumplió los objetivos que pusiste para una recompensa, siempre concédele el beneficio de la duda y redondea, es decir, recompénsalo por haberlo intentado.

Mantener la paz: diseñar un plan que todos puedan seguir. Los cambios de conducta son difíciles, sobre todo porque implican no sólo modificar tu conducta y la de tu hijo, también la de tu pareja. Todos en casa deben estar de acuerdo sobre el procedimiento. Éstas son algunas preguntas que recomiendo plantearse para tomar una decisión sobre un método de entrenamiento para dormir.

- **¿Mi pareja y yo estamos de acuerdo?** Es normal dudar, pero deben estar de acuerdo con la estrategia y comprometerse con llevarla a buen fin. Hay un capítulo de la serie *Modern Family* en el que una pareja termina luchando en el piso, después de que uno de ellos entra corriendo a la recámara de su hijo para consolarlo y el otro intenta evitar que lo haga. No descubran en pleno proceso que uno de ustedes se opone rotundamente a un método particular del entrenamiento para dormir.
- **¿A uno de los dos se le dificultará más que al otro?** Como pediatra, tengo mayor tolerancia al llanto de los niños, pero mi esposa lo padeció mucho. Sean honestos: si uno de ustedes necesita salir de la habitación (o de la casa) para que funcione el plan, háganlo. Aprovechen las fortalezas de cada uno.

150

- **¿Podemos soportar escuchar llorar a nuestro bebé varias horas las primeras noches?** Ésta es la más importante en el caso de la extinción. Las cosas mejoran luego de una semana, pero las primeras noches pueden ser duras. Este método no es para todos, y no pasa nada. En el próximo capítulo, desgloso distintos métodos más tardados, pero que reducen el llanto, los cuales pueden ser mejores alternativas para ti.
- **¿Podemos permitirle a nuestro hijo elegir?** Cuando revisas las opciones aptas para los niños mayores, tendrás un par de favoritas. Si tu hijo está en edad preescolar o es mayor, puede valer la pena darle opciones. Asegúrate de hablar con él, según su edad. A veces es positivo describirlo como un juego, sobre todo para las técnicas de ensayo (capítulo 8). Pero sólo ofrécele alternativas cuando estés de acuerdo con cualquiera de ellas: "¿quieres pollo o pescado?", y no "¿quieres dormir solo en una recámara oscura o dormir en mi cama hasta que entres a la universidad?".

Pero ya intentamos entrenar a nuestro hijo para dormir y no funcionó, ¿por qué este método es diferente?

Este capítulo giró en torno de la teoría de las consecuencias para mejorar el sueño de tu hijo. El capítulo 8 ofrece estrategias concretas para poner esta teoría en práctica.

Muchas de estas estrategias son parte de lo que la mayoría considera "entrenamiento para dormir". Si bien mucho de lo que hemos implementado hasta ahora no se considera tradicionalmente parte del entrenamiento, sí implica un esfuerzo intencionado para fomentar mejores hábitos de sueño mediante técnicas para modificar la conducta. Esto incluye crear una mejor rutina nocturna, la cual es una señal positiva para dormir, incluso si aún no has visto los beneficios de estos cambios, los próximos pasos (cambiar la consecuencia) serán más fáciles.

Cuando se trata de consecuencias, el refuerzo positivo (recompensar el buen comportamiento) y la extinción (ignorar conductas que no te gustan) siempre superan el refuerzo negativo. El método de Ferber es un ejemplo clásico de qué sucede cuando cambias las consecuencias para moldear la conducta. Al modificar las consecuencias, lograremos que tu hijo y tú duerman y vivan mejor. Recuerda: establecer una señal positiva para dormir durante la rutina nocturna mejorará las técnicas del entrenamiento para dormir. No sugiero que sea fácil, ser padre no es fácil, pero lo será mucho más porque ya preparaste a tu hijo para dormir.

No importa la técnica que elijas en el siguiente capítulo, te irá mejor si reconoces algunas verdades: la conducta de tu hijo no es perfecta y tampoco la tuya. Se requiere paciencia y compasión, empezando contigo. No conozco a ningún padre que no le haya gritado a su hijo por una tontería y se haya arrepentido de inmediato. Tampoco he conocido a un niño que se porte de forma impecable. Los niños prueban sus límites para comprender su lugar en el mundo. Tu labor como padre es guiarlos para que lo encuentren.

PUNTOS CLAVE

1. La próxima vez que tu hijo haga algo que te saque de tus casillas, tómate un instante. ¿Cuál es tu reacción instintiva? ¿La consecuencia provocaría que la conducta molesta se repitiera?
2. Identifica las consecuencias que ofreces (en la noche o en la madrugada) que pueden estar evitando que tu hijo duerma solo y durante toda la noche.
3. Habla con tu pareja (y con tu hijo, si es mayor) para decidir qué es lo mejor para la familia.

CAPÍTULO 8

ELIGE TUS CONSECUENCIAS

OBJETIVOS

- Evalúa las distintas técnicas que ofrece el entrenamiento para dormir.
- Elige una y comienza.
- Para empezar, contempla acostar a tu hijo un poco más tarde que de costumbre.

Te has esmerado para crear la rutina nocturna perfecta para tu hijo, pero las cosas aún no son ideales. Tal vez todavía te necesita para conciliar el sueño, se despierta cinco veces en la madrugada, o muy temprano por la mañana. (Si concilia el sueño solo y duerme de corrido, pero sigue despertándose muy temprano en la mañana, ve directo al capítulo 9). En el capítulo 7 desmenuzamos los principios generales de las consecuencias, cómo usar estas técnicas para gestionar tu respuesta a la conducta de tu hijo para cambiar su círculo del hábito.

En este capítulo, vamos a repasar mis técnicas favoritas del entrenamiento para dormir. Incluiré una variedad de enfoques para que encuentres el que se adapte a tus circunstancias y tu estilo de crianza. El objetivo de estas técnicas es que tu hijo se duerma por su cuenta en la noche.

Dividí estas intervenciones por edad y lugar para dormir. La mayoría de ellas se intercalan. Las intervenciones para "la cuna" funcionan mejor para los niños entre los seis meses y los dos o tres años de edad. Las intervenciones para "la cama" están dirigidas a niños a partir de dos años y medio o tres. Muchas también sirven para niños en edad primaria.

Es importantísimo no empezar aquí si te saltaste la segunda parte. Los métodos que describo en esta sección (las consecuencias, la tercera parte del círculo del hábito) son mucho menos efectivos si no creas una buena señal (la primera parte del círculo), específicamente, una rutina nocturna específica para tu hijo y tu familia. Muchas familias que acuden al Centro del Sueño han intentado el entrenamiento para dormir sin éxito porque no empezaron por la rutina nocturna. Cuando los atiendo, primero ajustamos su rutina y después obtenemos los resultados deseados. Así que hazte un favor y comprueba haber leído con cuidado y seguido las sugerencias de la segunda parte.

Hay otras normas para obtener buenos resultados:

1. **Elige una intervención y respétala.** Encuentra algo que le quede bien a tu familia y pruébalo por lo menos dos semanas. Esto quiere decir que debes comenzar cuando tengas dos semanas sin cambios importantes en la rutina de tu hijo (viajes, visitas, etcétera).

2. **Mantén una bitácora de sueño para evaluar su progreso.** Al principio el progreso puede ser sutil. Llena las bitácoras en la mañana. Lo último que quiero pedirle a los padres cansados es que se pongan a hacer tarea de madrugada. Puedes descargar estas bitácoras en mi página web: https://drcraigcanapari.com/nevertoolate.

3. **Sé consistente.** Recuerda, cambiar de hábitos es difícil tanto para ti como para tu hijo. Comprométete a implementar tu plan por lo menos dos semanas (lo mejor es un mes) para acabar con los arranques previos a la extinción. Para adoptar un hábito se requiere por lo menos un mes.

4. **Decide por adelantado cómo quieres lidiar con los despertares nocturnos mientras duermes.** Te animo a repetir la inter-

vención nocturna si tu hijo despierta poco después de quedarse dormido. Por ejemplo, si lo acostaste a las 8:00 p.m. y despierta a las 9:30 p.m., repite la intervención. Si despierta cuando estás dormido, estas dos estrategias son igualmente válidas:

a. Si tu hijo despierta, lo consuelas hasta que se vuelve a quedar dormido. Quizá sea la mejor solución para la mayoría de las familias pues vela por el sueño de los padres y permite que el enfoque de señal-consecuencia fomente el hábito de conciliar el sueño solos en el transcurso de varias semanas. Me gusta mucho este enfoque para intervenciones a largo plazo (como "acampar", que detallo más adelante) o para los padres solteros que no tienen el lujo de dividir la noche en turnos con su pareja. En cuanto tu hijo se quede dormido solo, los despertares nocturnos deberían mejorar en pocas semanas.

b. Pon en práctica tu plan de consecuencias si tu hijo despierta. Esta opción es mejor para las intervenciones más rápidas, como la extinción. Si es tu caso, revisa brevemente que todo esté bien y sal de su recámara. Si estás recurriendo al método de pausas progresivas (descrito más adelante), repite la rutina nocturna.

UN RECORDATORIO SOBRE LOS HORARIOS

En el capítulo 5 discutimos cuál era el mejor horario para acostar a tu hijo. Para la mayoría de los niños, oscila entre 7:30 y 8:30 p.m. A medida que repasas este capítulo, tal vez te percates de que tu hijo se está acostando más tarde o incluso se salta las siestas (la temida "huelga de siestas"). Durante la intervención mediante la extinción, los niños pequeños suelen hacer esto. Tendrás la tentación de permitirle despertarse tarde al día siguiente o dormir una siesta larga en el día, incluida la "siesta furtiva" en la carriola o el coche. Una siesta diurna de diez minutos en el camino de la guardería a la casa puede arruinar tus planes al acostarlo. (Si tu hijo tiene un hermano mayor, le encantará encargarse de mantenerlo despierto.) Debes evitarlo, incluso si tu hijo pasa varios días de malas. Este malhumor es, de hecho, una buena señal, pues quiere decir que sus ganas de dormir se han incrementado y a la hora de acostarlo estará más somnoliento.

Del mismo modo, si lo dejas despertar tarde, estará menos cansado a la hora de acostarse; lo peor es que podría tener el efecto involuntario de retrasar su sueño natural. Esto podría ser positivo si uno de tus problemas es que se despierta muy temprano, pero no le permitas quedarse en la cama después de las 7:00 o 7:30 a.m.

Una intervención que sí puede ser útil es retrasar la hora de acostarlo. De nuevo, aprovecha las ganas naturales de dormir de tu hijo para que se concilie el sueño más fácil. Si acostumbras acostarlo a las 8:00 p.m. y con el nuevo régimen se queda dormido hasta las 9:00 p.m., acuéstalo a esa hora temporalmente para ayudarlo a adoptar el hábito de quedarse dormido solo. En cuanto empiece a quedarse dormido a los quince minutos de apagar la luz, puedes adelantar su horario diez minutos cada día hasta regresar a su horario habitual.

Técnicas para los niños que duermen en cuna

Estas técnicas están dirigidas a niños pequeños, entre seis meses y tres años de edad. Son dos técnicas: extinción (y sus variantes) y "acampar". Incluso si ya has probado la extinción sin éxito, no la descartes. Si seguiste el programa de la segunda parte para crear una mejor rutina nocturna, esta vez puede funcionar.

"Acampar" funciona mejor para las familias que quieren evitar el llanto, pero tiene sus dificultades. Éstos son los detalles de cada enfoque.

Extinción y sus variantes

¿En cuánto tiempo puedes dormir mejor?: rápido.
Nivel de estrés: alto.
Mejor rango de edad: seis meses a dos años, también es pertinente para niños mayores, siempre y cuando duerman en cuna.

La extinción o dejarlos llorar es la bisabuela de las técnicas del entrenamiento para dormir. Como detallamos anteriormente, ha sido un método controvertido, pero existe evidencia de que es seguro. En términos prácticos, los padres ignoran la conducta que desaprueban, en especial, la necesidad del hijo de que estén presentes para que concilie el sueño.

Es inconcebible dejar a tu hijo llorando en la oscuridad y no consolarlo. Muchos padres que lo intentan, ceden muy pronto. Es natural que respondamos a las necesidades de nuestros hijos desde que nacen. Científicos han demostrado que las madres ignoran a los lactantes mamíferos que pierden la capacidad de llorar y éstos mueren. Del mismo modo, una investigación que se realizó a pacientes de neurocirugía mostró que la grabación del llanto de un bebé causaba que la parte del cerebro asociada con conductas urgentes, de vida o muerte, respondiera dos veces más rápido que frente a otras grabaciones. Sin embargo, a diferencia de nuestros antecesores que vivieron hace miles de años, no vivimos en la sabana africana, en donde el llanto de un niño podía provocar que un tigre dientes de sable nos atacara. Hoy en día, la más grande amenaza para la mayoría de los bebés es un pañal sucio. Ahora bien, si perdimos esa ventana de oportunidad crucial en torno a los tres o cuatro meses de edad para enseñar a nuestros bebés a dormir solos fácilmente, lo más lógico es esperar que durante este proceso lloren. Es preciso mitigar nuestra respuesta habitual a los llantos nocturnos. Para hacerlo debemos tener un plan y seguirlo.

De todas las técnicas que propongo en este libro, ésta es la más fácil de describir y la más difícil de realizar. Se trata de acostar a tu bebé en su cuna después de su rutina nocturna, cerrar la puerta e ignorar su llanto hasta que se quede dormido. Muchos padres no lo consiguen, así que describiré algunas variantes que podrían ser útiles.

ENTRAR A SU RECÁMARA O NO: ÉSA ES LA PREGUNTA

En 1985, el doctor Richard Ferber publicó un libro titulado *Solve Your Child's Sleep Problems* (*Resuelva los problemas de sueño de su hijo*) basado en su experiencia en el Programa Pediátrico del Sueño del Hospital Infantil de Boston. ¿Recuerdas las asociaciones al inicio del sueño que he mencionado? Éstas son parte de su teoría, que se ha confirmado gracias a experimentación científica. Resulta interesante que sus ideas sobre el sueño evolucionaron cuando se preguntó por qué sus propios hijos necesitaban que estuviera presente para quedarse dormidos. Ferber es tan importante que su nombre se volvió un verbo, lo cual le desagrada pues simplifica demasiado su obra. "Ferberizar" a tu hijo es un estilo de entrenamiento descrito en este libro, su nombre formal es extinción graduada. Al igual que en la extinción tradicional, colocas a tu hijo en su cuna y te despides. Sin embargo, en esta versión entras a su recámara para supervisarlo en intervalos graduales. La parte importante: esta supervisión debe ser una visita breve y sencilla. No se trata de cargar al niño ni arrullarlo hasta que se quede dormido. Entras y repites tu última señal para dormir, por ejemplo: "Te amo. Es hora de dormir. Buenas noches", y sales de la recámara. En general, no se recomienda cargar a tu hijo, pues corres el riesgo de que concilie el sueño de inmediato y así habrás sentado el precedente de que si llora mucho tiempo, entrarás a "rescatarlo".

En teoría, entrar a su recámara le asegura que todo está bien y te hace sentir mejor. En la práctica, no siempre funciona así. Con mi hijo, estas intervenciones resultaron contraproducentes. Se tranquilizaba cuando entrábamos, pero cuando salíamos lloraba con más fuerza. El secreto detrás de esto es que sirven a los padres. Aunque mitiga la culpa, no necesariamente contribuyen a que los niños se queden dormidos más pronto. Al contrario, las evidencias señalan que prolongan la duración del proceso de extinción.

Quiero aclarar que no sugiero evitar entrar a la habitación de tu hijo. Si te ayuda a seguir con el entrenamiento, adelante. Sin embargo, no es necesario y debes decidir si contribuye a que tu hijo se quede dormido más rápido o no. Si decides hacerlo, ésta es la forma.

1. **Durante la primera noche de extinción, intenta entrar a su recámara cinco minutos después de acostarlo.** Evalúa su respuesta cuando sales. ¿Tu presencia lo tranquilizó o lo revolucionó? ¿Necesitas revisarlo para sentirte tranquilo?
2. **Si parece útil, sigue entrando a su habitación en intervalos fijos.** Me gusta tener un horario sencillo porque, seamos honestos, estás muy cansado.

   Noche 1: cada 5 minutos.
   Noche 2: cada 10 minutos.
   Noche 3: cada 15 minutos.

3. **Entra si está gritando.** Por otra parte, si parece tranquilizarse, sal de la recámara.

"DISIPAR" LA HORA DE DORMIR PARA DISMINUIR EL LLANTO

Retrasar la hora de dormir de tu hijo de manera agresiva (una técnica con el nombre complejo de "disipar la hora de dormir con costo de respuesta") es otro método de extinción que implica retrasar la hora de la cama gradualmente para aprovechar las ganas naturales del niño de dormir. Esto funciona para los padres que no pueden dejar llorar a sus hijos más de quince minutos, pero a quienes les interesa recurrir a la magia de la extinción para mejorar los hábitos de sueño. Puede funcionar en pocos días, pero exige bastante energía de parte de los padres. Cabe destacar que durante las primeras noches, tu hijo puede estar despierto muy tarde. Éste es el procedimiento:

- Acuéstalo adormilado, pero despierto, y sal de su recámara. Supongamos que son las 8:00 p.m.
- Después de quince minutos de llanto, cárgalo y consuélalo.
- Mantenlo despierto hasta las 9:00 p.m. No es tan fácil.
- Vuélvelo a acostar y repite tu señal para dormir a las 9:00 p.m.
- Si sigue llorando y no se duerme en quince minutos, levántalo y consuélalo.
- Mantenlo despierto hasta las 10:00 p.m. y vuelve a intentarlo.
- Tarde o temprano se quedará dormido a los quince minutos de acostarlo.
- Despiértalo a la misma hora de siempre y no le permitas dormir de más en las siestas.
- Repite el proceso la segunda noche, y las que sean necesarias, hasta que se quede dormido después de quince minutos de acostarlo a su hora de dormir habitual.

Existen varios motivos por los cuales este método no me encanta. El primero es que es difícil mantener a un niño despierto al mismo tiempo que lo consuelas, sobre todo a medida que transcurre la noche. El otro es su complejidad, que es enemiga de los padres cansados. Sin embargo, si la idea de escuchar a tu hijo llorar más de quince minutos es inconcebible y logras mantenerlo despierto, es una opción útil. Recuerdo a una mamá que se negaba rotundamente a dejar llorar a su hijo por lapsos prolongados, pero no creía que funcionaría el método de "acampar" (descrito más adelante). Luego de debatirlo, estuvimos de acuerdo en implementar este método. Me llamó un par de días después, me dijo que los primeros días había sido duro —su hijo estaba cansado y de malas—, pero había funcionado de maravilla.

PREGUNTAS Y RESPUESTAS SOBRE LA EXTINCIÓN

P. ¿Qué pasa si mi hijo vomita mientras llora?

R. Suena asqueroso, lo sé. Por desgracia, algunos niños vomitan cuando lloran. Aunque suene cruel, lo mejor es entrar, limpiarlo, cambiar sábanas y pijama, decirle que lo quieres y salir de su recámara. Si eres consistente, dejará de vomitar. Recuerda, si respondes a esta conducta, corres el riesgo de que adopte el hábito de vomitar cuando esté molesto. No quieres inculcarle este hábito. (Si tu hijo tiene tendencia a vomitar, consulta con tu pediatra para confirmar que no se te escape un padecimiento como reflujo, pues podría estar contribuyendo con su insomnio.)

P. ¿Y si se hace popó?

R. Ah, la temible popó mientras duerme. Cámbiale el pañal si está despierto; pero si está dormido, déjalo así.

P. ¿Y si mi pareja no soporta escucharlo llorar?

R. Lo mejor es que salga de la ciudad unos días. Si no es posible, que se quede en casa de unos amigos o que compre un juego de tapones para los oídos y un buen libro.

P. La segunda noche ha sido la peor. ¿Qué estoy haciendo mal?

R. Se trata del arranque previo a la extinción. Esto quiere decir que están a punto de mejorar. Continúa.

P. Mi hijo tiene antecedentes de trauma. ¿Puedo recurrir a la extinción?

R. No, a los niños con antecedentes de trauma, recién adoptados o con problemas de apego les conviene otro método.

P. ¿Y si me preocupa que mi hijo se lastime?

R. Entonces entra a su habitación para revisarlo. Del mismo modo, si sabe salirse de la cuna, la extinción no es la mejor opción.

P. ¿Y si mi hijo aventó su chupón u oso de peluche?

R. No entres, es una táctica que puede retrasar todo el proceso.

P. ¿Qué hago si mi hijo se despierta en la noche?

R. Como detallamos en el capítulo 7, si tu hijo se despierta a las pocas horas de haberlo acostado, sugiero repetir el plan nocturno de dejarlo llorar y entrar a su recámara, si te resulta útil. Más tarde, depende de ti si quieres repetirlo o consolarlo rápido para que se quede dormido y así sobrevivas el día siguiente.

Acampar

¿En cuánto tiempo puedes dormir mejor?: lento.
Nivel de estrés: medio.
Mejor rango de edad: a partir de seis meses de edad (estas instrucciones son para los niños que duermen en cuna, más adelante describo cómo utilizarlo para niños mayores que duermen en una cama).

Tal vez la extinción tradicional no es para ti. Es comprensible. Para los niños pequeños existe otra técnica que les funciona bien a muchas familias. Se llama "extinción gradual con la presencia de los padres", pero prefiero el término "acampar" que acuñó la doctora Harriet Hiscock, psicóloga del sueño australiana (y directora del mejor estudio a largo plazo sobre la seguridad del entrenamiento para dormir, el cual cité en el capítulo 7). A esta edad, no creo que exista una solución que no suscite llanto, pero ésta puede ser más aceptable, pues tu hijo no estará solo.

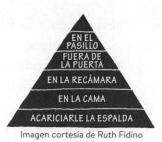

Imagen cortesía de Ruth Fidino

Con este método, "acampas" en la habitación de tu hijo hasta que se quede dormido y lo sigues haciendo todas las noches varias semanas. La diferencia es que cada número de días, reduces poco tu implicación a la hora de acostarlo.

Si ya optimizaste el embudo nocturno y concluiste el trabajo difícil de la segunda parte, estás listo. Digamos que acostumbras a arrullar a tu hijo hasta que se queda dormido. Con el método de acampar seguirás en contacto con él, pero poco a poco dejarás de involucrarte al inicio del sueño.

- Durante las primeras tres noches, estarás cerca y le acariciarás la espalda o el vientre hasta que concilie el sueño. Continuarás haciéndolo tres noches seguidas hasta que se quede dormido pronto. (En este ejemplo asumo que cada paso requiere tres días, pero depende de la respuesta de cada niño; para algunos es más rápido; para otros, más lento.)
- En la cuarta noche, colocas una silla cerca de su cama pero sin tocarlo. Si llora, se para o exige más atención, no debes discutir con él; simplemente permaneces sentado y repites tu última señal nocturna: "Te quiero. Es hora de dormir. Buenas noches". De hecho, es mejor evitar el contacto visual y revisar tu teléfono o un lector de ebooks. Aunque estás presente, la finalidad de este método es fomentar tu ausencia durante el inicio del sueño. Esto quiere decir que la atención que le pongas debe ser mínima. Sigue diciéndole esa frase cuando te pida atención, hasta que se quede dormido.

- Después de tres noches, vas a mover tu silla a un punto entre su cama y la puerta. Si no le gusta, repite tu señal final para dormir, pero no lo cargues ni le pongas más atención.
- Cuando se habitúe a este paso, lo siguiente es colocar la silla cerca de la puerta o en el umbral y después, fuera de la puerta, de preferencia, que no te vea. Realiza cada transición cuando tu hijo se haya quedado dormido sin mucho alboroto por lo menos una noche.

Aunque estás presente, el objetivo de este método es fomentar tu ausencia durante el inicio del sueño. Esto quiere decir que la atención que le pongas a tu hijo debe ser mínima. No discutas, siéntate a su lado y repite la última señal para dormir: "Te quiero. Es hora de dormir. Buenas noches". La interacción es elemental y aburrida. (Recuerda, tu atención es la recompensa que alimenta el círculo del hábito.)

Cada cierto número de días, cuando tu hijo haya empezado a quedarse dormido sin mucho alboroto, puedes ir moviendo la silla. Cada paso requiere entre dos y cinco días. Después de una noche en la que se haya dormido a los quince minutos de apagar la luz, puedes avanzar. Éste es un ejemplo de horario con cambios cada tres días.

- Días 1-3: de pie al lado de su cuna le acaricias la espalda.
- Días 4-6: sentado al lado de su cuna sin tocarlo.
- Días 7-9: mueves la silla entre su cuna y la puerta.
- Días 10-12: sentado en la silla cerca de la puerta.
- Días 13-15: sentado fuera de la puerta, donde te pueda ver.
- Días 16-18: sentado fuera de la recámara, donde no te vea. Lo consuelas verbalmente del otro lado de la puerta o desde un monitor.

Los pasos más difíciles suelen ser el segundo (sentarte cerca sin tocar) y el último (salir de su línea de visión). Éstos ponen a prueba tu fuerza de voluntad. Sé coherente, repite tu señal y recuerda que lo haces en beneficio de toda tu familia.

Levanta la mano si ya identificaste la desventaja de acampar con respecto a la extinción tradicional: exige mucho tiempo. Como mencioné en el capítulo 7 es preciso decidir por adelantado si vas a repetir tu rutina nocturna cuando tu hijo despierte por la noche o consolarlo como habías estado haciendo. Muchas familias eligen la segunda vía, pues lograr que un niño se quede dormido con este método puede ser tardado.

No es seguro que tu hijo te seguirá la corriente en silencio. Puede ponerse de pie en la cuna y llorar. A lo mejor te sientes absurdo. Algunas familias prueban este método y cambian a la extinción regular, pues se dan cuenta de que su hijo llora igual y no están obteniendo resultados rápidos. Está bien.

PREGUNTAS Y RESPUESTAS

P. La segunda noche es peor que la primera. ¿Qué está pasando?
R. Este método también puede desencadenar un arranque previo a la extinción. Lo importante es la coherencia.

P. ¿Y si se para?
R. No te muevas y repite la señal para dormir. No lo acuestes, no le pases el chupón, peluches, ni interactúes. La situación mejora, pero la mejoría es lenta, puede tardar hasta una semana.

Técnicas para los niños que duermen en una cama (tres años en adelante)

Si tienes un niño que ya se graduó de la cuna a la cama, pero se resiste a conciliar el sueño y dormir durante toda la noche, te aseguro dos cosas. La primera, debes estar harto. Seguro lleva años así. La segunda, las técnicas convencionales del entrenamiento para dormir (como la extinción) no funcionarán. A esta edad los niños son demasiado tercos y fuertes, la mayoría no se va a quedar en la cama a llorar. ¡No te desesperes! Te tengo una buena noticia. Hay algunas técnicas efectivas para esta edad, incluida una clase de refuerzo positivo muy poderoso: las recompensas. En este contexto, las recompensas no siempre se refieren a premios. A veces, se trata de tu atención positiva y cariñosa. Incluso cambiar los hábitos de sueño de tu hijo puede ser divertido. El enfoque debe ser lúdico. Si estás enojado o aterrado, tu hijo lo sabrá.

Esta sección está dirigida a niños a partir de los tres años porque la mayoría ya duerme en una cama. Pero si tu hijo tiene esa edad y sigue durmiendo en su cuna, también puedes recurrir a estas técnicas. Del mismo modo, si tienes un niño precoz de dos años y medio que ya duerme en una cama, pruébalas. Quizá sea la edad mínima en la que un niño puede entender la relación entre su conducta y las recompensas. Por último, si no has cambiado a tu hijo de la cuna a una cama, primero céntrate en eso y deja que se acostumbre al cambio, antes de enseñarle a dormir solo. Para más información sobre ese paso, consulta el capítulo 3.

Ensayar

Hora de las confesiones: en la preparatoria y la universidad, era un nerd del teatro, me gustaba actuar y dirigir. Antes del estreno de cualquier producción, dedicaba mucho tiempo a practicar todos los aspectos de la obra. Aunque a veces era agotador y frustrante, me encantaba. El programa de teatro de mi preparatoria tenía una tradición, "la noche de toga". Dos noches antes del estreno, ensayábamos la obra, pero en vez de probarnos el vestuario, nos poníamos sábanas y las cerrábamos con seguros, era una imitación tosca de una toga romana. En vez de la utilería de la obra usábamos pollos de plástico, lanzábamos pays a la cara y contábamos chistes vulgares. Esa noche divertida de hacer tonterías nos relajaba antes del estreno.

Te lo cuento no para que le lances un pay a tu hijo a la cara cuando salga de su habitación por décima ocasión en una noche (aunque sería divertidísimo). Mi punto es que practicar la rutina nocturna durante el día puede relajar tanto a padres y niños a quienes les aterra realizar el cambio verdadero por la noche. A los niños mayores les encanta la fantasía y jugar a dormir durante el día puede ser divertido para todos. Puedes empezar dejando que tu hijo te acueste en su recámara primero.

Sin importar la técnica, si la ensayas con tu hijo es más probable que fluya mejor por la noche. Si tu hijo o tú están muy ansiosos, practica un par de veces antes de implementar los cambios reales. Éstos son algunos principios para ensayar bien:

- **Hazlo divertido.** Actúa como bobo. Finge ser un niño y que tu hijo sea el padre. Ponte la pijama, si tienes tiempo. Que tu hijo practique acostando a su osito de peluche. Si no lo haces divertido, no le emocionará, al igual que acostarse en la noche.
- **Ensaya por lo menos dos veces por semana.** Sé que es difícil para los papás que trabajan. Cuanto más practiquen, mejores resultados tendrán, pero está bien si sólo ensayan los fines de semana.
- **Ensayen por lo menos dos horas antes de dormir.** No es recomendable ensayar justo antes de dormir, puesto que esa hora ya es de por sí tensa. Mejor háganlo en la mañana, antes de la escuela o en la tarde.
- **Haz un miniensayo de la hora de acostarse y la técnica que elegiste.** No necesariamente tienes que lavarle los dientes ni contarle un cuento (aunque podrían), pero realicen todos los pasos y la técnica que elegiste para enseñarle a dormir.

- **Premia un buen ensayo.** Si estás usando un sistema de recompensas (que detallo más adelante en este capítulo), y el ensayo salió bien, ofrece la misma recompensa que le darías si la técnica para acostarlo hubiera salido bien. También redondea: si se acerca al resultado esperado, prémialo. Por último, recuerda que los elogios exagerados son lo mejor que puedes darle.

Acampar para niños mayores

¿En cuánto tiempo puedes dormir mejor?: lento.
Nivel de estrés: medio.
Mejor rango de edad: cualquier edad.

Acampar también puede funcionar para niños mayores que duermen en una cama. El principio general es el mismo, pero la ejecución es un poco distinta. Como describí anteriormente, permanecerás en la recámara de tu hijo hasta que se quede dormido. En el curso de una o dos semanas, te irás distanciando poco a poco de su cama. No converses con él, sólo repite tu mantra nocturno: "Te quiero. Es hora de dormir. Buenas noches". Los niños mayores van a exigir una explicación de por qué te quedas sentado y los ignoras. Un niño de cinco años te va a mirar con cara de: "¿Qué carajos estás haciendo?". Sé sincero, sabes que es un niño mayor, pero que necesita un empujoncito para conciliar el sueño. Puedes decirle que tienes que trabajar mientras esperas a que se quede dormido, pero si te interrumpe, tendrás que salir de su recámara. Es una de las pocas situaciones en las que está bien sentarte con tu teléfono e ignorar a tu hijo. Asegúrate de atenuar la luz de la pantalla y ten en cuenta que esto puede distraer a tu hijo al principio.

Avísale que si se levanta de la cama, te vas a salir de su habitación, y hazlo. Mi mentora, la doctora Judy Owens, recomienda este procedimiento a los padres: si tu hijo no se queda acostado, sal de su habitación y cierra la puerta un minuto. Cuando la abras, debe estar acostado en su cama. Si no lo está, cierra la puerta dos minutos. Repítelo las veces que sea necesario, añade un minuto cada vez, hasta que lo encuentres acostado cuando abras la puerta. Como es de esperar, esto se puede poner feo las primeras noches. Puede haber llanto o incluso un arranque previo a la extinción, pero se trata de un método basado en la extinción (ignoras conductas que no te gustan). No lo recomiendo para los niños muy ansiosos o con problemas de apego, puede ser muy traumático. En estos casos, el método de pausas progresivas es mejor.

Pausas progresivas

¿En cuánto tiempo puedes dormir mejor?: medio a lento, depende de tu hijo.
Nivel de estrés: bajo.
Mejor rango de edad: tres años en adelante.

Las pausas progresivas van separándote poco a poco de tu hijo a la hora de dormir. Son estupendas para niños ansiosos (y padres ansiosos). La idea es que esperas que tu hijo resista tu ausencia durante periodos breves, que se van incrementando poco a poco. Al regresar a su recámara, lo elogias como si hubiera ganado el Premio Nobel. Dile algo así: "¡Mira qué encantador te ves en tu cama! Te ves muy cómodo. Estoy tan orgulloso porque te quedaste tranquilito y relajado, como quedamos. ¡Sabía que podías hacerlo!". Los elogios deben ser exagerados; si no te avergüenza tu entusiasmo, quiere decir que te falta exagerar. Los abrazos y los besos son bien recibidos, aunque no te metas a la cama. Si tu hijo es un poco mayor —nueve o diez— esto no le va a gustar, tal vez en su caso sea mejor elogios verbales y chocar la mano. Recuerda, la mejor consecuencia que puedes ofrecer a tu hijo es atención y aclamaciones.

Para estas dos técnicas necesitas saber cuánto tiempo tarda tu hijo en quedarse dormido después de que apagas la luz. Si te necesita presente para quedarse dormido, sospecho que lo sabes. Digamos que apagas la luz a las 8:00 p.m. y se queda dormido a las 8:20 p.m. Durante ese lapso de veinte minutos saldrás del dormitorio brevemente, para "hacer una pausa", y luego regresarás. Si tu hijo se tarda más en quedarse dormido (más de treinta minutos) contempla acostarlo más tarde, como sugiero en "Un recordatorio sobre los horarios", en este mismo capítulo. Cuando inicies con esta técnica, las pausas deben ser muy breves, de un minuto. Pueden ser más cortas si tu hijo se niega a quedarse solo tanto tiempo. Los padres de pequeños muy ansiosos tendrán que empezar con pausas de quince o treinta segundos.

El principio detrás de estos métodos es que poco a poco aumentas la capacidad de tu hijo para estar solo en la noche. El objetivo es que se quede dormido en una de estas pausas. Si se queda dormido, formaliza tu promesa de regresar a la habitación. Es fundamental que cumplas tu palabra. Sin embargo, si lo encuentras dormido, no lo despiertes.

Voy a describir dos variantes de las pausas progresivas. A la mayoría de las familias le va mejor con la primera versión, en la cual haces una sola pausa que se va haciendo más extensa con el paso del tiempo. Aunque a los niños muy ansiosos o con algún retraso en su desarrollo les va mejor haciendo distintas pausas breves.

HACER UNA PAUSA

Es uno de mis métodos favoritos en este libro porque (a) funciona de maravilla y (b) no parece entrenamiento para dormir porque es muy suave. Selecciona un momento para hacer una pausa, entre que apagas la luz y tu hijo se queda dormido. Abajo usaré nuestro ejemplo de apagar la luz a las 8:00 p.m. y el inicio del sueño a las 8:20 p.m. Sigue estos lineamientos:

- Practica una o dos veces durante al día para que tu hijo sepa qué esperar.
- Realiza tu rutina nocturna; entre más tarde, mejor, como señalo en "Un recordatorio sobre los horarios".
- A las 8:10 p.m. dile a tu hijo que vas a hacer una pausa. Sal de la habitación y promete volver pronto. No tienes que especificar cuánto estarás fuera, no quieres animarlo a revisar el reloj.
- Regresa en un minuto y exagera los elogios, ten por seguro que tu nominación al Oscar te llegará por correo. "¡Pero qué valiente! ¡Te quedaste en la cama y te ves comodísimo! ¡Súper!" Adelante, dale besos y abrazos.
- Quédate en la recámara hasta que tu hijo se duerma.
- La noche siguiente haz lo mismo, pero auséntate dos minutos.

En general, esta estrategia no exige más recompensas. Sin embargo, estos incentivos funcionan con los niños mayores; puedes dejar una ficha como propongo en la sección "sistemas de recompensa" más adelante en este capítulo.

EL SIMULACRO "PERMÍTEME"

El doctor Brett Kuhn creó el simulacro "permíteme" a fin de abordar los problemas para dormir de niños con síndrome de Angelman, un trastorno raro relacionado con retrasos en el desarrollo e insomnio severo. Implica distintas pausas breves durante la hora de acostar a tu hijo y les sienta muy bien a los niños que se resisten a las ausencias más breves. Sin embargo, exige mucha energía de tu parte. Al igual que en el ejemplo anterior, utilizaré nuestro horario de apagar las luces a las 8:00 p.m. y el inicio del sueño a las 8:20 p.m. Como en la intervención anterior, ensaya una o dos veces para que tu hijo sepa qué esperar. Sigue estos lineamientos:

- Realiza tu rutina nocturna más tarde, como señalo en "Un recordatorio sobre los horarios".
- Poco después de apagar la luz, dile a tu hijo que necesitas salir un momento para hacer algo. (A este método se le llama simulacro "permíteme", porque le dices algo así: "Permíteme un momento, necesito revisar el horno/resultados del basquetbol/precio del dólar". Durante la noche, estos pretextos pueden ser mundanos, pero en los ensayos es divertido inventar cosas absurdas.) El punto es que te sientas ridículo.
- Sal de la recámara brevemente. Regresa y elogia a tu hijo de forma excesiva. Como siempre, exagera.
- Poco después, sal de nuevo brevemente.

La primera noche harás esto varias veces (sal de su habitación veinte o treinta veces, con pausas de menos de un minuto, y regresa). Cada que regreses, exprésale cariño y atención para alabar su valentía durante su separación. El doctor Kuhn denomina esta rutina realizada con frecuencia "programa de refuerzo consistente". Después de unos treinta minutos, puedes permanecer en su recámara hasta que se quede dormido.

Durante la segunda noche, irás incrementando el tiempo fuera de la recámara poco a poco. Cada noche, las pausas son más largas, hasta que tu hijo se quede dormido sin ti.

Sistemas de recompensas

Para los padres de niños de tres años en adelante con dificultades al acostarlos (berrinches, gritos, pataleos, que avientan cosas y tienen mala conducta) recurrir a un sistema de recompensas puede ser estupendo. Exige bastante reflexión y cuidado, de modo que hay técnicas más sencillas. Sin embargo, si ya has probado los otros métodos y tu hijo se resistió, este sistema puede ser efectivo.

Permíteme aclarar algunas confusiones. En primer lugar, las re-compensas no son sobornos. Los sobornos son pagos a cambio de una conducta que esperas ver en el futuro, por ejemplo, darle doscientos pesos a tu hijo para que no vuelva a pegarle a su hermanito. Como es de imaginar, esto no funciona. Las recompensas se dan a cambio de buena conducta: como concederle a tu hijo cinco minutos más de tiempo frente a una pantalla si evita pelear con su hermano cuando se laven los dientes en la mañana. Segundo, las recompensas son un complemento de los elogios exagerados que ya he descrito; no sus-titutos. Considéralas una señal para que elogies.

Para la mayoría de los niños, un sistema sencillo de recompensas (como el pase nocturno o el hada del sueño, que describiré más ade-lante) funcionará muy bien. Esto quiere decir que tu hijo recibirá algo simbólico por algún comportamiento que acordaron previamente. (A los niños pequeños les entusiasma una calcomanía o una ficha; a los mayores, una palomita o una estrella en una tabla que mantenga el registro de sus logros. Para los niños en edad primaria, requerirás algo más complejo.)

Las recompensas tienen lo suyo. Si quieres usarlas, recuerda es-tos puntos elementales:

- Decide qué conducta vas a premiar y déjalo claro. Para los sistemas sencillos, la finalidad es que tu hijo concilie el sueño solo en su recámara. Dile con claridad qué quieres que haga y practiquen mediante ensayos. Es como nuestra señal para acostarse. Una buena señal es: "Quiero que subas a lavarte los dientes". Una mala señal es: "Prepárate para acostarte".
- Los ensayos merecen recompensas. Si están ensayando, otor-ga las mismas recompensas que durante la hora de acostarse.
- Premia aquello que tu hijo pueda controlar. Tu hijo no puede controlar a qué hora se queda dormido. Tampoco tú; podemos facilitar las condiciones y esperar que suceda. Por eso los pasos en la segunda sección de este libro son tan importantes. Es por

ello que atrasar la hora de dormir (retrasar treinta minutos la hora de ir a la cama) es crucial. Puedes premiarlo por quedarse en la cama cuando salgas de su recámara o por prepararse para acostarse sin pelear, pero no por quedarse dormido a una hora exacta.

- Redondea. A algunos padres les preocupa que sus hijos engañen al sistema. No es la óptica adecuada. El objetivo es que tu hijo haga bien las cosas, que obtenga las recompensas. Si ya quedaron en que quieres que se lave los dientes y se ponga la pijama en cinco minutos y lo hace en seis, dale la recompensa, no seas demasiado estricto.

- Establece cuándo terminan las recompensas. No querrás premiar a tu hijo por lavarse los dientes a los diecisiete años. Las recompensas pierden su valor con el tiempo. Además de fijar una meta nocturna, piensa en una meta acumulativa. Decide un objetivo para una recompensa más grande (por ejemplo, si tu hijo se queda acostado en su cama cierto número de noches, lo llevarás a su restaurante favorito, irá a jugar con un amigo a un parque, puede hacer una pijamada con su mejor amigo o le comprarás un juguete que te lleva pidiendo hace mucho). Lo normal es que lo logre en un mes. Una idea es poner una ficha junto a su cama. Cada noche que cumpla el objetivo acordado, puede poner la ficha en un frasco. Cuando llene el frasco hasta cierto nivel, le das la recompensa grande; luego le dices que, como ya es grande, ya no necesita ese sistema.

- No le quites nada. Si le quitas algo y después le das la oportunidad de ganárselo de nuevo, es un castigo, no una recompensa. Quitarle los Legos o tiempo frente a una pantalla será contraproducente.

¿QUÉ RECOMPENSAS SON BUENAS?

Las recompensas deben ser específicas para tu hijo. Y tú sabrás qué lo motiva. Si te ayuda a elegirlas él mismo, mejor. No es necesario que cuesten mucho dinero, pueden ser sólo simbólicas. Como ya seña-lé, la mejor recompensa es el tiempo y la atención que le dediques. También asegúrate de que puedas otorgar la recompensa cuando te comprometas (dentro de lo razonable). Te animo a hacer una lista y pegarla en el refrigerador o en la recámara de tu hijo, para que puedas verla.

Éstas son algunas ideas para recompensas diarias:

- Cinco minutos de tiempo frente a una pantalla.
- Elegir su comida favorita para toda la familia.
- Ver su programa de televisión favorito.
- Jugar en familia un juego de mesa.
- Ir a su parque favorito.
- Desayunar en la cama el fin de semana.
- Estampas o juguetes pequeños (que encuentres en tiendas que venden todo al mismo precio).

Éstas pueden ser recompensas más grandes (para un objetivo acumulativo, por ejemplo siete noches buenas seguidas o cuando consiga una recompensa pequeña catorce veces):

- Una salida especial con mamá o papá (como patinar o ir al salón a pintarse las uñas).
- Pijamada en casa de un amigo o primo.
- Cena especial en familia.
- Un viaje para visitar a un pariente especial, como los abuelos.
- Una cosa o juguete que se le antoje mucho.

El hada del sueño

¿En cuánto tiempo puedes dormir mejor?: una semana
Nivel de estrés: bajo
Mejor rango de edad: entre tres y cinco años
Mejor para: niños que necesiten un empujoncito para quedarse en su recámara durante toda la noche.

¿Tu hijo cree en el ratón de los dientes? ¿No le asusta la idea de que un ser mágico entre a escondidas en su dormitorio por la noche y se lleve algo que puso bajo su almohada? (Ya sé, a mí también me parece rarísimo. También me da vergüenza admitir cuánto dinero paga el ratón por los dientes de mis hijos.) Entonces si quieres que tu hijo supere la parte más difícil del proceso y se quede en su habitación en la noche, te puede resultar útil recurrir al hada del sueño.

- Explícale que el hada del sueño lo visitará un par de semanas. Le puedes decir que es amiga del ratón de los dientes y que se encarga de visitar a los niños pequeños que logran quedarse dormidos.
- Cuando se quede dormido en la noche, coloca una recompensa pequeña bajo su almohada (un juguete o una cantidad modesta de dinero).
- Después de dos semanas, dile que lo hizo muy bien y que el hada se fue para ayudar a otros niños que la necesitan más, pero que lo visitará un par de veces más. Déjale un par de recompensas más (cada dos o tres días en un horario inconsistente).

Cuando termines, déjale un recado amable de parte del hada del sueño para felicitar a tu hijo por su éxito.

El pase nocturno

¿En cuánto tiempo puedes dormir mejor?: una semana o dos, depende de tu hijo.
Nivel de estrés: bajo.
Mejor rango de edad: entre tres y ocho años.
Mejor para: niños que salen mucho de su recámara a la hora de acostarse o en la madrugada.

Éste es uno de mis favoritos. Es un sistema de recompensas sencillo si padeces de las "ovaciones finales" frecuentes a la hora de acostar a tu hijo o si se levanta de la cama en la madrugada. Cada noche, tiene un pase que le permite salir de su habitación y pedir una cosa, como un abrazo extra, un trago de agua o un cuento. Si no usa el pase esa noche, al día siguiente dale una pequeña recompensa.

Al igual que con todos los sistemas de recompensas, la finalidad de este sistema es que tu hijo tenga éxito. Si acostumbra a salir cuatro veces cada noche, y sólo le das un pase nunca se ganará una recompensa, empieza con dos o tres y ve reduciendo los pases.

Así se usa el pase.

1. **Hagan una tarjeta que diga "pase nocturno" y decórenla.** Si utilizan diamantina, o la enmican, mucho mejor. Haz dos o tres de ser necesario.
2. **Tu hijo guarda el pase en su recámara y lo intercambia por una solicitud para mamá o papá (otro cuento, un vaso de agua, caricias, etcétera).** La solicitud debe ser breve y sencilla (no acostarte con él treinta minutos).
3. **Después de realizar el intercambio, entrega el pase.** Si sale otra vez, lo regresas en silencio a su recámara con interacción mínima.
4. **Si no usa el pase, al día siguiente lo puede cambiar por una recompensa.** Además, no olvides elogiarlo mucho.

5. **Si emplea dos pases o más, quita uno cada semana (o antes si las cosas van bien).** Permite que tu hijo "compre" una recompensa o incluso que junte varios pases para cambiarlos por un premio un poco más grande.
6. **Que la última vez que usen el pase sea una ocasión especial.** Por ejemplo, cuando entregue el último pase puede ganar una recompensa acumulable.

Puedes adaptar un sistema similar si tu hijo se despierta muy temprano en la mañana, dile que puede usar su pase a la hora que esperas que permanezca en su recámara. Si se despierta a las 5:30 a.m., tiene que usar su pase si quiere pedirte algo antes de las 6:00 a.m.

En todo caso, tiene permiso para salir de su habitación para ir al baño o tomar agua, siempre y cuando sea solo. Queremos fomentar la conducta independiente en la noche.

Sistemas de recompensas más complejos

¿En cuánto tiempo puedes dormir mejor?: un par de semanas.
Nivel de estrés: medio.
Mejor rango de edad: entre seis y doce años.
Mejor para: niños que se resisten a acostarse.

Las recompensas también son útiles para niños con necesidades conductuales más complejas, tanto aquellos con algún retraso en el desarrollo o niños mayores con patrones más consolidados de dificultad para dormir. Con las recompensas podrás trabajar a detalle cada paso de la hora de dormir.

El doctor Alan Kazdin es director del Centro de Crianza de Yale. Ha escrito una serie de libros para padres, mi favorito es: *The Kazdin Method for Parenting the Defiant Child* (*El método Kazdin para criar a un niño desafiante*). Que el título no te intimide: ¿qué niño no resulta desafiante a veces?

El doctor Kazdin recomienda un sistema de recompensas mucho más detallado que siga objetivos individuales. El método que propone consiste en centrarse en uno o dos objetivos a la vez, y estoy de acuerdo. También sugiere ensayar y recompensar por ello. Es un buen método para cualquier niño que no se quiere acostar. (Si tu hijo recurre a las "ovaciones finales", mejor prueba el pase nocturno.)

Para que esto funcione, es preciso dejar muy claros tus objetivos, decidir qué se requiere para que tu hijo los logre y recompensar la conducta que esperas. Pongamos como ejemplo a Henry, un niño de seis años que arma un escándalo cada que sus papás le piden que se suba a su habitación para acostarse.

1. Apaga la luz a la hora a la que Henry se suele quedar dormido, no antes.
2. Dile que de ahora en adelante van a jugar para ganar premios por portarse bien a la hora de acostarse. Puede ganar puntos en la noche y durante el día.
3. Identifica qué necesita para hacerlo bien. En este caso, sus papás quieren que vaya a su recámara, se ponga la pijama y se meta a la cama sin pelear.
4. Ensayen la hora de dormir de inmediato para que gane puntos y, si es el caso, una recompensa (descrita más adelante con más detalle). No tienen que ensayar diario, decide cuántos días a la semana lo harán.
5. A la hora de acostarse, transmite una señal clara e inconfundible: "Henry, es hora de prepararse para la cama, ahora" (utiliza esa frase en los ensayos).
6. Si gana puntos, recompénsalo y exagera tus elogios. No agregues una frase negativa (por ejemplo: "¡Genial! ¿Por qué no lo haces así todas las noches?").

7. Si no cumple los objetivos, dile con cariño que no obtendrá puntos, pero que mañana tendrá otra oportunidad.

Cómo implementar los puntos

1. Decide si vas a usar fichas o llevar el puntaje en un cuaderno.
2. Recomiendo dos puntos por actividad porque se premia con la mitad del crédito. Digamos que quieres que se ponga la pijama y se acueste solo, si se la pone pero después sale de su recámara, le puedes dar un crédito parcial.
3. Redondea los puntos. Si hace casi todo lo que le pides, dale todos los puntos. Recuerda, el objetivo es que aprenda y lo haga bien.
4. No le quites puntos por mala conducta que no tenga que ver con la tarea en cuestión (como aventar comida en la cena, antes de la secuencia nocturna). Quítale puntos si entra a su habitación, se pone la pijama, sale y hace un desorden en el baño.
5. La primera vez que lo haga bien, es recomendable que intercambie su ficha por una recompensa. En este caso, algunas recompensas pueden valer uno o dos puntos.

Lleva la cuenta para que se gane una recompensa más grande. Esto tiene el beneficio añadido de marcar un fin para el sistema de recompensas. Cuando Henry cumpla su objetivo, celébralo y explica que ya no necesita los puntos para irse a acostar. Para muchos padres estos sistemas son tan prácticos, que los emplean para otras actividades (en mi casa, los utilizo para que mis hijos practiquen piano).

Combínalo con el pase nocturno. Si tu hijo no lo usa, obtiene dos puntos. Es útil si quieres prepararlo para acostarse sin incidentes y, al mismo tiempo, animarlo a que se quede en su recámara toda la noche.

Para los padres solteros

Poner en marcha cualquier programa de entrenamiento para dormir puede ser un reto para las parejas, y aún más difícil para los padres solteros. Sin embargo, no es imposible, y las recompensas son incluso mayores pues el autocuidado es particularmente importante si no tienes quién te ayude. Tengo algunas sugerencias para que no te sientas solo en este proceso.

1. **Pide ayuda.** Es razonable solicitar apoyo de los abuelos o amigos. Sé que no quieres abusar, pero créeme, es probable que tus amigos cercanos y familia sepan que tienes dificultades y están esperando que les pidas refuerzos. No temas pedirle a alguien que cuide a tu hijo en la tarde o noche. Algunas personas podrían estar dispuestas a quedarse en tu casa una o dos noches.
2. **Elige un buen momento para empezar.** Tal vez ahora no tienes la energía necesaria para iniciar el entrenamiento. Por ahora acuesta a tu hijo temprano y espera a las vacaciones de verano o un momento no tan ajetreado en el trabajo.
3. **Descansa.** El sueño de tu hijo mejorará si eres consistente. No esperes que todo sea perfecto. A veces su ropa va estar tirada o querrás salir a comer en vez de cocinar. Está bien. Tu hijo sabe que estás haciendo todo lo posible.

Para niños con necesidades especiales o padecimientos

Cada niño supone retos distintos. Muchos de los que atiendo en el Centro del Sueño tienen padecimientos o retrasos del desarrollo. Si tu hijo tiene necesidades especiales, no te rindas, siempre es posible que duerma bien. Estoy convencido de que todos los padres y los niños merecen descansar bien.

Si tu hijo tiene algún padecimiento, lo primero es tenerlo bajo control. Por ejemplo, los niños con eczema que se rascan toda la noche, no van a poder dormir. (Consulta el capítulo 2 para encontrar algunas causas comunes de las dificultades para dormir.) Si tu hijo necesita equipo médico en la noche (oxígeno o una sonda de alimentación), puede ser complejo. Incorpora esta tecnología a la rutina nocturna de tu hijo: para muchos niños, tomar medicamentos o colocarse la sonda es parte de su rutina nocturna. También es fundamental no compadecer a tu hijo. En su caso, tus objetivos deben ser distintos, pero aun así puedes tener expectativas sobre su conducta y premiarlas, incluso teniendo en cuenta sus necesidades especiales.

Los niños con autismo padecen problemas con el sueño. Dos libros que recomiendo ampliamente sobre el tema son *Solving Sleep Problems in Children with Autism Spectrum Disorders: A Guide for Frazzled Families* (*Resolviendo problemas de sueño en niños con trastornos del espectro autista: una guía para familias agotadas*), de Beth Malow y Terry Katz, y *Sleep Better! A Guide to Improving Sleep for Kids with Special Needs* (*¡Duerme mejor! Una guía para mejorar el sueño de los niños con necesidades especiales*) de V. Mark Durand. La doctora Malow y el doctor Durand tienen niños con autismo y conocen el tema de primera mano, tanto en el ámbito personal como profesional. Si sigues con dificultades, acude a un psiquiatra, psicólogo o especialista en el sueño.

PUNTOS CLAVE

1. Selecciona una técnica de este capítulo y comienza. Es importante que pongas en práctica una estrategia de manera consistente durante una o dos semanas. Sin embargo, que no te paralicen las opciones. Es mejor empezar que agonizar.

2. Decide por adelantado cómo gestionar los despertares en la madrugada. ¿Pondrás en práctica tu plan de consecuencias nocturno? ¿O consolarás a tu hijo para que se quede dormido?

3. Que no te desaliente un arranque previo a la extinción. En lugar de que las cosas mejoren, es muy probable que empeoren, pero puedes superar este periodo, y la recompensa será que todos en tu familia dormirán mejor. Recuerda por qué estás haciendo esto: revisa los motivos que anotaste y por qué quieres mejorar el sueño de tu hijo.

CAPÍTULO 9

CÓMO MANTENERSE EN EL CÍRCULO DEL HÁBITO

Si llegaste hasta aquí, ¡felicidades! Sé que te has esmerado mucho para que tu familia duerma mejor. Si has seguido el programa descrito en este libro, puedes haber obtenido alguno de los siguientes resultados.

El primero y más probable, tu hijo ya está durmiendo mucho mejor en la noche. Espero que tú también. Disfruta los resultados de tu esfuerzo y la satisfacción de volver a sentirte como un ser humano normal. Si es el caso, tengo algunas recomendaciones para que tu hijo siga durmiendo bien, así como para que no entres en pánico a la primera mala señal.

El segundo resultado posible es que las cosas no hayan salido como las planeaste. Voy a repasar algunas dificultades persistentes, entre ellas, conflictos a la hora de acostarse, despertares nocturnos y qué hacer con los madrugadores.

Dormir bien siempre

Si las cosas salieron bien, seguro estás nervioso. Ya has vivido uno o dos días de sueño divino, ininterrumpido, pero los patrones de siempre se volvieron a imponer semanas, meses. Te prometo que esta vez será distinto porque has modificado la conducta de tu hijo mediante el círculo del hábito. Hay un par de cosas que debes hacer para inculcarle este hábito para siempre. Es como aprender a andar en bici. Al principio, hay que ser conscientes de cada paso, y una caída mina tu seguridad. Con el tiempo, se vuelve automático y puedes disfrutar el paseo, sin tener que recordar mantener la espalda erguida.

Recuerda, los hábitos tardan cerca de un mes para quedarse grabados, después se vuelven conductas automáticas. Es lo mismo para tu hijo y para ti. Como hablamos en el capítulo 2, los buenos hábitos de sueño consisten en dos de ellos relacionados: los propios y los de tu hijo. Así que si ya duermen bien, celébralo, pero todavía no te relajes.

Primero, debes ser consistente un mes. No me refiero a un mes a partir de que iniciaste, sino un mes a partir de que los hábitos de sueño de tu hijo mejoraron. Durante este periodo recomiendo, de ser posible, evitar viajes, visitas de familiares y cualquier otra interrupción significativa a tu rutina. Contratar a una niñera para salir por la noche está bien si estás seguro de que no alterará la rutina de tu hijo. (En general, la mayoría de los niños se portan mejor con las niñeras que con sus papás, la atención de ellos es una consecuencia mucho más deseable que la de una niñera. Sin embargo, recuerdo a una de ellas que no acostó a mi hijo porque él no quiso. Sobra decir que a mi esposa y a mí no nos emocionó realizar la rutina nocturna con mi hijo después de una salida agradable. Esto me inspiró a acuñar —medio en broma, medio en serio— la segunda regla de Canapari para futuras niñeras: si los niños están despiertos cuando llegue, no te pago.) Si tienes que ir a la boda de tu hermano, contempla dejar a tu hijo con cuidadores que respeten tus rutinas o llévalo, pero reproduce las señales y consecuencias con la mayor consistencia posible. Si te quedas en un hotel, esto implica respetar la misma rutina nocturna y hora de acostarse, pero puede ser difícil si están compartiendo una habitación y ya habían logrado que tu hijo durmiera solo. Se trata de una solución imperfecta y puede resultar en un retroceso temporal; más adelante explico cómo gestionarlo.

Después del primer mes de sueño de calidad regular, te puedes relajar un poco, pero no completamente. A partir de ahora está bien introducir variantes una o dos noches por semana, como cenar en casa de otra familia o salir al cine. Ten en cuenta que esto le puede alterar el sueño a tu hijo, pero confía en el sistema que le inculcaste.

Lo último: no entres en pánico si tienes una o dos noches malas. Le pasa a cualquiera y es normal.

Cuándo esperar dificultades y cómo resolverlas

A veces recibo llamadas de padres en pánico seis meses después de haberlos visto. "Estaba durmiendo de maravilla, ¡y ahora se está despertando otra vez!", me dicen sin aliento. Como padre, conozco la sensación de horror que te invade cuando un problema que parecía haberse resuelto, regresa. (Como cuando estaba haciendo senderismo con mis hijos, estábamos en el bosque y mi hijo, que entonces tenía cuatro años, estaba cubierto de moscos y se hizo popó en los calzones. "¡Alcánzame en la salida del camino!", fue el aterrado mensaje que le envié a mi esposa. "Trae toallitas húmedas, una bolsa de basura y unos pantalones limpios.") No te va a encantar, pero necesitas respirar y no entrar en pánico. No sólo en beneficio de su aspecto mental. Recuerda, cualquier atención —positiva o negativa— que le concedas a las actitudes que no te gustan, reforzarán dichas conductas. Si pierdes el control la primera vez que tu hijo entre a tu recámara después de un mes de dormir bien, corres el riesgo de desencadenar otro círculo del hábito.

Existen circunstancias que parecen vincularse con episodios de insomnio. Las detallaré y ofreceré sugerencias para afrontarlas.

Regresión del sueño

Voy a revelar un secreto: cuando tu pediatra dice: "Ésta es una fase", quiere decir: "Tu hijo está haciendo algo inexplicable y molesto y espero que pase pronto, porque no estoy seguro de qué hacer al respecto". Es habitual que así describa los episodios de alteraciones en el sueño que parecen haber surgido de la nada en los niños que han estado durmiendo bien, la temible regresión del sueño.

No me entusiasma el término "regresión del sueño". Últimamente se usa en muchos círculos de padres y entre consultores del sueño —un entrenador del sueño de nombre Rob Lindeman realizó una investigación y descubrió que la frase empezó a popularizarse en torno a 2008, según información de las búsquedas en Google—, pero no corresponde a ningún cambio fisiológico en el sueño de los niños. Cuando los padres recurren a este término se refieren a una alteración inesperada o inexplicable en el sueño de sus hijos. Muchos padres lo experimentan cuando alrededor de los cuatro o seis meses de edad, sus hijos empiezan a comprender la permanencia de los objetos: el niño despierta en la madrugada, a raíz de una necesidad biológica natural, y se da cuenta de que mamá o papá no están, entonces empieza a llorar.

Resulta que las alteraciones en el sueño se relacionan con los nuevos logros en el desarrollo. El doctor Danny Lewin, psicólogo del sueño del Hospital Pediátrico Nacional, define la regresión del sueño de esta forma: "No es un retroceso ni un problema, sino una señal. Indica un cambio en el desarrollo, en la mayoría de los casos, positivo". Es difícil saber exactamente cómo funciona en los niños que todavía no hablan. Siempre me ha fascinado la relación entre los avances en el desarrollo y las alteraciones del sueño en niños que aún no hablan. Con frecuencia me pregunto si a los niños les emocionan tanto estos logros que quieren practicarlos cuando despiertan por la noche. O tal vez están cansados o adoloridos.

Los logros comúnmente relacionados con las alteraciones del sueño incluyen:

- La evolución simultánea de gatear, la noción de la permanencia de los objetos y ansiedad frente a los desconocidos (6–9 meses)
- Aprender a caminar (12–15 meses)
- Aprender a ir al baño (2–4 años)
- Entender la narrativa de los programas de televisión y películas (6–8 años): cuando los niños entienden mejor la causa y el efecto (por ejemplo, en historias con personajes "buenos" y "malos"), puede provocarles ansiedad, la cual a veces se manifiesta de noche.

Otra cosa que debes observar cuando tu hijo empieza a tener alteraciones en el sueño son los medios a los que está expuesto. Mis hijos se llevan tres años de diferencia y al más pequeño le interesan más los programas y videojuegos de su hermano que cosas más adecuadas para su edad. Por eso vio *Los cazafantasmas* a los seis años. No le dio miedo, pero no es apropiada para su edad. A veces incluso los contenidos adecuados pueden incluir imágenes que les causen impresiones negativas. Recuerdo que de niño, cuando vi unos monstruos del pantano espeluznantes en la caricatura *Los Superamigos*, no pude dormir. Sin embargo, no es nada comparado con la ansiedad nocturna que tuve a los diez años, después de ver el avance de la película *The Day After* [*El día después*] —sobre un ataque nuclear en Estados Unidos. Durante meses recé como loco todas las noches para que no hubiera una guerra nuclear. Si tu hijo mayor tiene alguna dificultad, pregúntale si le teme a algo en particular.

Enfermedades menores

Las enfermedades son menos predecibles que los cambios en el desarrollo, pero pueden ser igual de perturbadoras. Las más comunes son las infecciones, como gripe, infección de oído o problemas estomacales. También debido a brotes por motivos subyacentes: comezón causada por eccema, toser si es asmático o incluso estreñimiento. Al margen de la enfermedad de tu hijo, haz lo posible por respetar el horario, sin embargo, no te molestes si te necesita en la madrugada. Por suerte, estas alteraciones en el sueño desaparecen junto con la enfermedad, siempre y cuando retomen la rutina establecida.

Vacaciones

¿Recuerdas cuando las vacaciones eran épocas de descanso, cuando en compañía de tu pareja disfrutabas comidas largas, acompañadas de cocteles, despertaban tarde y se relajaban en la playa? Yo tampoco.

En caso de que aún no lo sepas, las vacaciones con niños pequeños pueden ser maravillosas, pero no son reparadoras. Cuando alteras tu rutina habitual, empiezas a apreciar la importancia de la estructura para la conducta de tu hijo. Tal vez estés compartiendo las vacaciones con otras familias que tienen horarios y reglas distintas a la hora de dormir. Es probable que compartas habitación con tu hijo, su alimentación es distinta y estás conviviendo con él mucho más tiempo de lo habitual, lo cual puede provocar tensiones. Y te aseguro que no podrás levantarte tarde, a menos que tu pareja u otro familiar se lleve a los niños desde temprano. (Mi hijo menor es una alondra, es muy madrugador. Recuerdo que durante un viaje a Disney World varias mañanas lo llevé a caminar para que mi esposa y mi hijo mayor pudieran dormir hasta las 6:30 a.m.)

He recopilado esta información a partir de nuestras aventuras para aprovechar el sueño al máximo:

- **Respeta la rutina.** Cuando salimos de viaje nos esmeramos mucho por respetar la hora de acostar a los niños. Era más difícil cuando dormían la siesta. Por supuesto, rompemos las reglas para ocasiones especiales, como bodas, conciertos o películas. También son inevitables las siestas furtivas pues los niños terminan el día muy cansados.
- **Ten en cuenta que otras familias tienen reglas distintas y sé flexible.** Mis hijos siempre me señalan cuando otras familias con las que estamos tienen otras reglas (en general, cuando los niños tienen más tiempo para el iPad). Esto puede ser difícil si algunos niños se acuestan más tarde o despiertan más temprano que los tuyos. Asegúrate de decirle a tus hijos que sus amigos o primos tienen distintas reglas, y está bien para ellos. Aliéntalos a ser flexibles y reconocer las diferencias en otras familias. Los adultos pueden contribuir con este proceso. Siempre valoro el detalle de mi cuñada —quien deja que sus hijos pasen más tiempo frente a las pantallas que nosotros— de pedirle a sus hijos que sigan nuestras reglas cuando estamos juntos para que todos puedan jugar.
- **Acuéstense temprano.** De vacaciones con primos, todos los niños despiertan más temprano de lo normal. Si quieres dormir bien, lo mejor es acostarte más temprano.
- **Oscurece la habitación.** Cierra las cortinas. No dudes en colgar toallas en las ventanas si es necesario; puede contribuir a que tus hijos duerman un poco más en la mañana. Si tu hijo tiene más de un año, puedes envolver su corral con una toalla, para los niños entre 12 y 36 meses lleva una cama portátil, recomiendo la marca KidCo PeaPod; o para los niños mayores prueba las tiendas de campaña DreamTent (disponibles en www.mydreamtents.com).

- **Es importante enmascarar el ruido.** Nosotros viajamos con nuestras máquinas de ruido blanco, pero puedes prender el ventilador o descargar apps de ruido o sonidos de naturaleza (yo uso la app Naturespace).
- **Ponte creativo con la disposición para dormir.** Unas vacaciones nos quedamos en una casa con varios primos. Nuestro hijo mayor compartió "dormitorio" (vestidor) con su prima de seis años. De esa forma no tenían que despertar a la misma hora que sus hermanos menores (o padres cansados). Mi sobrina terminó levantándose a las 5:15 a.m. y despertó a mi hijo. Compartir habitación puede tener sus complejidades en el caso de los niños acostumbrados a su propio espacio. Los niños mayores deben aprender a dejar dormir a los demás si se despiertan temprano. A la hora de dormir, pueden desvelarse por quedarse platicando, pero eso es parte de la diversión. Uno de los retos puede ser tener que compartir la cama, sobre todo si acabas de destetar a tu hijo. Te recomiendo acostarlo en su corral (siempre siguiendo las normas de seguridad), y en el caso de los niños mayores, en un colchón inflable. Si terminas compartiendo cama con tu hijo, explícale que es una "pijamada especial" y que en casa las reglas son otras. Al llegar a casa puede insistir, pero no cedas, pon en práctica las señales y consecuencias, y dentro de poco retomarán la rutina.
- **El jet-lag puede descontrolar.** El jet-lag ocurre cuando cruzas zonas horarias y tu reloj interno se desfasa. Te puedes preparar unos pocos días antes, acostando a tus hijos más tarde si viajan al oeste o despertarlos un poco más temprano si viajan al este. El efecto principal puede ser que se acuesten y despierten muy temprano si viajan al oeste y lo contrario si viajan al este. Los niños suelen adaptarse pronto si se exponen a luz natural. Evita las siestas furtivas en la medida de lo posible, y procura retomar la hora "adecuada" de acostarse pronto (se-

gún el reloj). Para los viajes cortos, siempre puedes mantener los horarios de casa.

- **No olvides su oso de peluche.** Esto se explica solo. No lo olvides en casa, tampoco en el coche que rentes, en el aeropuerto ni en el restaurante. Créeme, me ha pasado.

Qué hacer si sigues teniendo dificultades

A veces, a pesar de todos nuestros esfuerzos, puedes seguir teniendo dificultades. Si has seguido las técnicas que propongo en este libro, pero después de un par de semanas continúas teniendo dificultades, recomiendo perseverar con la rutina nocturna, pero poner en pausa las consecuencias hasta que identifiques qué es lo que no está funcionando.

Primero, saca una cita con tu pediatra para volver a descartar padecimientos que puedan estar causando insomnio a tu hijo. En el capítulo 2, enumero los problemas comunes que alteran el sueño en las noches. Vale la pena contemplar una prueba de sueño para descartar apnea obstructiva del sueño.

Céntrate en la hora de acostarse y el ciclo del hábito para resolver otras dificultades persistentes. A veces un ajuste pequeño puede dar resultados significativos. Éstas son algunas de las intervenciones más comunes que puedes probar si tu hijo no está durmiendo bien.

Problemas para quedarse dormido

INTENTA ACOSTARLO MÁS TARDE

Si a tu hijo se le dificulta conciliar en la noche, vale la pena reconocer a qué hora se está acostando, específicamente a qué hora apagas la luz. Revisa tu bitácora de los últimos dos o tres días y busca a qué hora se queda dormido. Después apaga la luz en ese momento, no antes. La clave es no mover la hora de despertar. Cuando empiece a dormirse dentro de quince o veinte minutos, adelanta la hora de acostarlo diez minutos cada dos o tres noches hasta regresar a las 8:30 p.m. o antes. Para mayor información sobre este proceso, "disipar la hora de dormir", dirígete al capítulo 8.

IDENTIFICA CONSECUENCIAS OCULTAS

Observa con detenimiento cualquier consecuencia involuntaria de parte tuya u otro miembro de tu familia. En general, se manifiestan como falta de constancia. Hazte estas preguntas:

1. ¿La hora de dormir y la siesta ocurren a la misma hora siempre?
2. ¿La rutina nocturna es la misma todas las noches?
3. ¿Estás respondiendo de manera consecuente a tu hijo, como lo habías previsto?
4. ¿Todos los que cuidan a tu hijo (tú, tu pareja, la abuela, la niñera) hacen lo mismo al acostarlo y durante la madrugada? Elimina cualquier inconsistencia que descubras.

CONTEMPLA TERMINAR CON LA SIESTA

Si la propuesta de terminar con la siesta de tu hijo te hace querer tirar este libro a la basura, te entiendo. No te culpo. Recuerdo las horas dichosas en las que mis niños dormían por las tardes y yo podía trabajar, subirme a la caminadora, leer un libro o incluso dormir una siesta. Mi hijo mayor era un campeón de las siestas y podía dormir de 3:00 a 5:00 p.m. y aun así irse a acostar a las 8:00 p.m. Incluso durante un mes los dos dormían la siesta a la misma hora, hasta que el mayor dejó de hacerlo.

Algunos niños no se duermen en la noche a una hora decente si tomaron una siesta en la tarde. Un estudio que se publicó en 2015 analizó la relación entre la siesta y el sueño nocturno. Se trata de un metaanálisis, un estudio que combina información de distintos estudios (veintiséis estudios que se realizaron a más de setecientos niños entre su nacimiento y los cinco años de edad). Los autores revelaron que después de los dos años, la siesta provocaba que los niños durmieran más tarde por la noche, durmieran menos y peor (es decir, que despertaran más en la madrugada). La prensa cubre muchos estudios como éste, con encabezados como: "Reporte sugiere que las siestas después de los dos años podrían alterar el sueño". La autora principal de este estudio, Karen Thorpe, fue mucho menos alarmista; argumentó que la evidencia en torno a la siesta es limitada.

¿Qué relevancia tiene esto en tu caso? Si tu hijo tiene más de dos años (o si es un poco mayor, digamos, casi tres) y no se está durmiendo entre las 9:00 o las 10:00 p.m., y sigue durmiendo una siesta larga (más de una hora), prueba quitándole la siesta. Con frecuencia esto soluciona la hora de acostarlo y su calidad de sueño, aunque el precio es el mal humor por la tarde. Es uno de esos casos en los que debes elegir tu veneno: tu hijo de malas en la tarde, pero que se acuesta a las 7:30 p.m.; o que tenga mucha energía en la tarde y se quede dormido entre 9:30 y 10:00 p.m.

Como vimos en el capítulo 6, asegúrate de eludir "la siesta furtiva" en el coche o la carriola por la tarde. Las siestas fuera de horario pueden arruinar hasta las noches mejor planeadas.

Una queja frecuente de los padres es que su hijo tiene un horario obligatorio para dormir la siesta en la guardería o el preescolar. Los niños mayores (de tres años en adelante) que no necesitan dormir la siesta, van a dormir si se les pide que se recuesten en un tapete sin hacer nada en un salón lleno de niños dormidos. Los papás se quejan de que estos niños se duermen tarde entre semana, pero los fines de semana no quieren dormir la siesta y se duermen temprano. Un estudio en Australia examinó la relación entre las siestas obligatorias y el sueño nocturno. Tras estudiar a 168 niños entre los 50 y 72 meses de edad (entre cuatro y seis años) descubrieron que los periodos de siesta obligatoria de una hora disminuían treinta minutos de sueño en la noche. En mi experiencia, he visto diferencias todavía más drásticas: los niños que duermen siesta aunque no la necesitan presentan serias dificultades para dormir en la noche.

Si te preocupa el efecto de las políticas de tu guardería o preescolar en el sueño de tu hijo, háblalo con el director. Si tu hijo no duerme siesta los fines de semana ni en las vacaciones (o si estás intentando eliminarla para que duerma mejor en la noche) pídele a la guardería que le asigne una actividad silenciosa, como leer o colorear. Si los maestros no quieren o se muestran inflexibles frente a las necesidades de tu hijo, tal vez sea momento de buscar otra escuela.

Problemas para seguir dormido

Si tu hijo se resiste a quedarse dormido y sigue despertando con frecuencia en la madrugada, sigue los pasos en la sección previa, "Problemas para quedarse dormido". Sin embargo, si lleva semanas quedándose dormido solo y sigue despertándose en la madrugada, recomiendo cualquiera de las siguientes técnicas. Elige la que mejor se adapte a tu estilo de crianza y pruébala durante una o dos semanas.

REGRÉSALO EN SILENCIO

Si quieres que tu hijo permanezca en su recámara toda la noche, prueba con esta técnica que el doctor Marc Weissbluth denomina "el regreso silencioso". La idea es que escoltes a tu hijo de vuelta a su habitación en silencio, cada vez que se levante. El silencio es fundamental —recuerda que cualquier atención de tu parte: gritar, abrazar, llorar o brincar de felicidad— es una consecuencia que refuerza su conducta y por lo tanto, es probable que perpetúe estos despertares. Tu hijo busca contacto contigo, así que debes minimizarlo. Puedes utilizar tu última señal para acostarse: "Te quiero. Es hora de dormir. Buenas noches".

Suena fácil, ¿cierto? No del todo. La primera vez que lo pongas en práctica, lo tendrás que hacer muchas veces. Incluso veinte o treinta veces la primera noche. Si eres consistente y regresas a tu hijo en cada visita, debería mejorar muy rápido. Sin embargo, te tienes que comprometer a hacerlo toda una semana. No lo recomiendo para niños ansiosos o temerosos.

EL MÉTODO DE ACAMPAR

Otra alternativa que funciona para muchas familias es montar un espacio alterno para dormir en tu habitación, como un pequeño campamento. Funciona para los niños ansiosos, los consuela y te permite dormir mejor.

El primer paso es montar un *sleeping* y almohada en tu recámara, que no estorbe (para que no te tropieces con tu hijo si vas al baño en la madrugada). Colócala por adelantado para que tu hijo tenga lo que necesita. No recomiendo poner otra cama porque el punto es que el espacio sea menos cómodo que su cama.

Dile que le pusiste un lugar para que acampe en tu habitación en la noche, si se preocupa o se siente solo. Puede ir cuando quiera. La clave: no puede entrar y despertarlos. Explícale que están muy cansados y que necesitan de su ayuda para descansar bien. Se puede quedar con ustedes, siempre y cuando no los moleste. Si los despierta, tendrá que regresar a su recámara (como en la sección del regreso en silencio). Cúmplelo.

Si prefieres algo menos drástico, recurre al sistema de recompensas descrito en el capítulo 8. Ofrécele recompensas por pasar la noche en su cama o entrar a tu dormitorio sin despertarlos. No lo recompenses si los despierta.

LOS TEMIDOS MADRUGONES

Despertar de madrugada es doloroso. Entre los seis y los ocho meses de edad, mi hijo menor despertaba todos los días a las 4:30 a.m. No nos fascinaba, por decir lo menos. Mi cerebro falto de sueño creyó que sería buena idea recostarme con él, pero no en nuestra cama, así que nos recostamos en el piso. Tomé mi almohada y una cobija y me acosté con un lactante que hacía gorgoritos y cuya mayor alegría era meter sus manos en mi boca, mientras yo intentaba dormir veinte minutos más.

Debes ser realista sobre la hora a la que despierta tu hijo. Muchos niños despiertan entre 5:30 y 6:30 a.m. Es normal. Esto no quiere decir que sea menos doloroso, pero debes adaptar tus expectativas a los ritmos naturales del organismo de tu hijo. La mayoría de los niños pequeños son madrugadores. Si tu hijo tiene mucha energía durante el día y la tarde, está contento y descansado, a lo mejor necesita un poco de menos horas de sueño que los niños de su edad.

Sin embargo, algunos niños despiertan antes de que amanezca. Esto puede ser complicado si despiertan de malas o cansados, y si durante el día tienen más sueño de lo normal. Podría tratarse de una asociación en el inicio del sueño, de un hábito que le inculcaste al llevarlo a tu cama cada vez que despierta antes del amanecer o bien al darle un iPad aquellas las noches en las que se materializa al lado de tu cama. Identifica el refuerzo que le estás brindando y elimínalo. Levántate cuando tu hijo se despierte. Explícales a los niños mayores que si quieren despertarse temprano, pueden leer un libro o jugar en silencio. Sin videojuegos ni ver la tele. (La excepción podría ser los fines de semana. Cuando mis hijos se hicieron más grandes, les permitíamos bajar a la sala a ver un programa para poder dormir treinta minutos más.)

Si sigues teniendo dificultades, me gusta el protocolo "Luz de la mañana", creación ni más ni menos que de la estrella del sueño, el doctor Brett Kuhn. Lo adapté para utilizar la luz como señal nocturna.

1. Coloca una fuente de luz en un cronómetro. Puede ser un reloj marca OK to Wake!, pero prefiero un cronómetro mecánico sencillo y una luz nocturna que le guste a tu hijo. Necesitas un reloj con intervalos de quince minutos y una luz nocturna sencilla (que no tenga sensor de luz).

2. Programa la luz para que se prenda treinta minutos antes de la hora de dormir y que se apague a la hora en la que tu hijo está despertando. Es otra señal de que es hora de dormir.

3. Cuando se acueste, indícale que la luz está prendida. Dile: "Es hora de dormir".

4. Si se despierta en la madrugada, indícale que la luz sigue prendida. "La luz sigue prendida, es hora de dormir."

5. Programa la luz para que se apague a la hora en la que tu hijo se despierta habitualmente. Cuando la luz se apague en la mañana, señálalo con exageración: "¡La luz se apagó! Es hora de despertar". Elógialo con efusividad. También puedes combinarlo con un sistema de recompensas, pero los elogios bastan. Si tu hijo sigue dormido, no hace falta despertarlo.

6. Después de cinco días de este patrón, puedes retrasar la hora de despertar quince minutos. Retrásala más cada tres o cinco días hasta que lleguen a una hora razonable. No puedes obligar a tu hijo a dormir en ese periodo (aunque a lo mejor duerme), está bien si juega en silencio en la cama. Recomiendo que despierte entre 6:00-6:30 a.m.

Por último, como siempre, la consistencia es fundamental. Responde a los despertares nocturnos y matutinos del mismo modo. No dejes que tu hijo juegue con el cronómetro. Es obvio, pero asegúrate de que tu hijo vea la luz desde su cuna o cama.

CODA

Escribí este libro para que toda tu familia duerma mejor en la noche. Espero haberlo logrado y que hayas aprendido a modificar los hábitos de tu hijo (y los tuyos), de modo que te sientas más descansado, feliz y más sano.

La crianza es una travesía y los desvíos inesperados son inevitables. Por ejemplo, nunca creí que durante mi residencia pediátrica le daría de cenar a mi hijo un plato de peperoni de microondas, por mera desesperación. A veces las cosas no son perfectas. Date la oportunidad de fallar. Respira profundo y recuerda: puedes con esto.

Me encantaría saber qué te funcionó y qué no. Es muy fácil contactarme en línea:

Twitter: @drcanapari
Facebook: https://www.facebook.com/CraigCanapariMD
Instagram: drcanapari

Las bitácoras y formatos están en mi página web: https://drcraig canapari.com/nevertoolate.

Bibliografía

Recomiendo mucho estos libros al pediatra (o padre interesado) que quiera documentarse más. Me han resultado muy útiles en mi práctica y para preparar este libro.

Kazdin, Alan. *The Kazdin Method for Parenting the Defiant Child*. Nueva York: Houghton Mifflin Harcourt, 2008.

Meltzer, L. J. y V. McLaughlin Crabtree. *Pediatric Sleep Problems: A Clinician's Guide to Behavioral Interventions*. Washington, D.C.: American Psychological Association, 2015.

Mindell, J. A. y J. A. Owens. *A Clinical Guide to Pediatric Sleep*. 3a ed. Filadelfia: Lippincott Williams & Wilkins, 2015.

Sheldon, S., R. Ferber, M. Kryger, y D. Gozal (eds.). *Principles and Practice of Pediatric Sleep Medicine*. 2a ed. Londres: Elsevier Saunders, 2014.

A continuación, te presento la bibliografía en el orden en el que se menciona en el texto.

INTRODUCCIÓN

Badin, Emily, Cynthia Haddad y Jess Parker Shatkin. "Insomnia: The Sleeping Giant of Pediatric Public Health", en *Current Psychiatry Reports*, vol. 18, núm. 5 (2016): 47. DOI:10.1007/s11920-016-0687-0.

Duhigg, Charles. *El poder de los hábitos: por qué hacemos lo que hacemos en la vida y en la empresa.* México: Ediciones Urano, 2012.

Green, Penelope. "Sleep Is the New Status Symbol", en *The New York Times*, 8 de abril de 2017, nytimes.com/2017/04/08/fashion/sleep-tips-and-tools.html

Kelly, Yvonne, John Kelly y Amanda Sacker. "Time for Bed: Associations with Cognitive Performance in 7-Year-Old Children: A Longitudinal Population-Based Study", en *Journal of Epidemiology and Community Health*, vol. 67, núm. 11 (2013): 926-931. DOI: 10.1136/jech-2012-202024.

Williams, Kate E., Jan M. Nicholson, Sue Walker y Donna Berthelsen. "Early Childhood Profiles of Sleep Problems and Self-Regulation Predict Later School Adjustment", en *British Journal of Educational Psychology*, vol. 86, núm. 2 (2016): 331-350. DOI:10.1111/bjep.12109.

CAPÍTULO 1: LA BIOLOGÍA DEL SUEÑO

Berry, R. B., R. Brooks, C. E. Gamaldo, S. M. Harding, R. M. Lloyd, C. L. Marcus y B. V. Vaughn. *The AASM Manual for the Scoring of Sleep and Associated Events: Rules, Terminology and Technical Specifications.* Versión 2.2. Darien, IL: American Academy of Sleep Medicine, 2015.

Druckerman, Pamela. *Bringing Up Bébé: One American Mother Discovers the Wisdom of French Parenting.* Nueva York: Penguin Books, 2014.

Hanson, Michele. "French Children Don't Throw Food by Pamela Druckerman—Review", en *The Guardian*, 20 de enero de 2012. theguardian.com/books/2012/jan/20/french-children-food-pamela-druckerman.

Henderson, J. M. T., K. G. France, J. L. Owens y N. M. Blampied. "Sleeping Through the Night: The Consolidation of Self-Regulated

Sleep Across the First Year of Life", en *Pediatrics*, vol. 126, núm. 5 (2010): e1081–1087. DOI:10.1542/peds.2010-0976.

Henderson, Jacqueline M. T., Karyn G. France y Neville M. Blampied. "The Consolidation of Infants' Nocturnal Sleep Across the First Year of Life", en *Sleep Medicine Reviews*, vol. 15, núm. 4 (2011): 211-220. DOI: 10.1016/j.smrv.2010.08.003.

Hirshkowitz, Max, Kaitlyn Whiton, Steven M. Albert, Cathy Alessi, Oliviero Bruni, Lydia DonCarlos, Nancy Hazen *et al.* "National Sleep Foundation's Updated Sleep Duration Recommendations: Final Report", en *Sleep Health*, vol. 1, núm. 4 (2015): 233-243. DOI:10.1016/j.sleh.2015.10.004.

Kleitman, N. *Sleep and Wakefulness.* 2a ed. Chicago: University of Chicago Press, 1963.

Kleitman, N. y T. G. Engelmann. "Sleep Characteristics of Infants" en *Journal of Applied Physiology*, vol. 6, núm. 5 (1953): 269-282. DOI:10.1152/jappl.1953.6.5.269.

Paruthi, Shalini, Lee J. Brooks, Carolyn D'Ambrosio, Wendy A. Hall, Suresh Kotagal, Robin M. Lloyd, Beth A. Malow *et al.* "Recommended Amount of Sleep for Pediatric Populations: A Consensus Statement of the American Academy of Sleep Medicine" en *Journal of Clinical Sleep Medicine*, vol. 12 (2016): 785-786. DOI:10.5664/jcsm.5866.

Task Force on Sudden Infant Death Syndrome. "SIDS and Other Sleep-Related Infant Deaths: Expansion of Recommendations for a Safe Infant Sleeping Environment", en *Pediatrics*, vol. 128, núm. 5 (2011): 1030-1039. DOI:10.1542/peds.2011-2284.

Touchette, Evelyne, Ginette Dionne, Nadine Forget-Dubois, Dominique Petit, Daniel Pérusse, Bruno Falissard, Richard E. Tremblay, Michel Boivin y Jacques Y. Montplaisir. "Genetic and Environmental Influences on Daytime and Nighttime Sleep Duration in Early Childhood", en *Pediatrics*, vol. 131, núm. 6 (2013): e1874-1880. DOI:10.1542/peds.2012-2284.

CAPÍTULO 2: ROMPER EL CÍRCULO DEL HÁBITO

Bloomfield, Elana R. y Jess P. Shatkin. "Parasomnias and Movement Disorders in Children and Adolescents", en *Child and Adolescent Psychiatric Clinics of North America*, vol. 18, núm. 4 (2009): 947-965. DOI:10.1016/ j.chc.2009.04.010.

Davis, R y J. Palca. "Where We Learn That Artificial Eyes Really Aren't Round at All", en *Morning Edition*, NPR, 11 de agosto de 2014.

Duhigg, Charles. *El poder de los hábitos: por qué hacemos lo que hacemos en la vida y en la empresa*. México: Ediciones Urano, 2012.

Dye, Thomas J., Sejal V. Jain y Narong Simakajornboon. "Outcomes of Long-Term Iron Supplementation in Pediatric Restless Legs Syndrome/Periodic Limb Movement Disorder (RLS/PLMD)", en *Sleep Medicine*, vol. 32 (abril de 2017): 213-219. DOI:10.1016/j. sleep.2016.01.008.

Kaplan, K. "Single Moms Are the Most Sleep-Deprived People in America", en *Los Angeles Times*, 5 de enero de 2016.

Katz, Eliot S. y Carolyn M. D'Ambrosio. "Pediatric Obstructive Sleep Apnea Syndrome", en *Clinics in Chest Medicine*, vol. 31, núm. 2 (2010): 221-234. DOI:10.1016/j.ccm.2010.02.002.

Kazdin, Alan. *The Kazdin Method for Parenting the Defiant Child*. Nueva York: Houghton Mifflin Harcourt, 2008.

Marche, S. "Why You Should Stop Yelling at Your Kids", en *The New York Times*, 5 de septiembre de 2018.

Mindell, Jodi A. y Melisa Moore. "Bedtime Problems and Night Wakings", en S. Sheldon, R. Ferber, M. Kryger y D. Gozal (eds.). *Principles and Practice of Pediatric Sleep Medicine*, 2a. ed., Londres: Elsevier Saunders, 2014, pp. 105-108.

Shani Adir, Ayelet, Dganit Rozenman, Aharon Kessel y Batya Engel-Yeger. "The Relationship Between Sensory Hypersensitivity and Sleep Quality of Children with Atopic Dermatitis", en *Pediatric Dermatology*, vol. 26, núm. 2 (2009): 143-149. DOI:10.1111/j.1525-1470. 2009.00904.x.

Werner, Helene, Peter Hunkeler, Caroline Benz, Luciano Molinari, Caroline Guyer, Fabienne Häfliger, Reto Huber y Oskar G. Jenni. "The Zurich 3-Step Concept for the Management of Behavioral Sleep Disorders in Children: A Before-and-After Study", en *Journal of Clinical Sleep Medicine,* vol. 11, núm. 3 (2015): 241-249. DOI:10.5664/jcsm.4536.

Wood, Wendy y Dennis Rünger. "Psychology of Habit", en *Annual Review of Psychology,* vol. 67, (2016): 289-314. DOI: 10.1146/annurev-psych-122414-033417.

CAPÍTULO 3: PREPARAR EL CAMINO

Daniels, Elizabeth, Barbara Mandleco y Karlen E. Luthy. "Assessment, Management, and Prevention of Childhood Temper Tantrums", en *Journal of the American Academy of Nurse Practitioners,* vol. 24, núm. 10 (2012): 569-573. DOI:10.1111/j.1745-7599.2012.00755.x.

Doucleff, Michaeleen. "Is Sleeping with Your Baby as Dangerous as Doctors Say?", en *Morning Edition,* NPR, 21 de mayo de 2018. npr.org/sections/goatsandsoda/2018/05/21/601289695/is-sleeping-with-your-baby-as-dangerous-as-doctors-say.

"The Effects of Excessive Crying", en *Ask Dr. Sears,* askdrsears.com/topics/health-concerns/fussy-baby/science-excessive-crying-harmful.

Hiscock, Harriet y Margot J. Davey. "Sleep Disorders in Infants and Children", en *Journal of Paediatrics and Child Health,* vol. 54, núm. 9 (2018): 941-944. DOI:10.1111/jpc.12033.

Hysing, Mari, Allison G. Harvey, Leila Torgersen, Eivind Ystrom, Ted Reichborn-Kjennerud y Borge Sivertsen. "Trajectories and Predictors of Nocturnal Awakenings and Sleep Duration in Infants", en *Journal of Developmental and Behavioral Pediatrics,* vol. 35, núm. 5 (2014): 309-316. DOI:10.1097/DBP.0000000000000064.

Karen, R. "Becoming Attached", en *Atlantic,* 11 de febrero de 1990.

Kluger, J. "The Science Behind Dr. Sears: Does It Stand Up?" *Time*, 10 de mayo de 2012.

Paul, I. M., E. E. Hohman, E. Loken *et al.* "Mother-Infant Room-Sharing and Sleep Outcomes in the INSIGHT Study", en *Pediatrics*, vol. 140, núm. 1 (2017): e20170122. DOI:10.1542/peds.2017-0122.

Task Force on Sudden Infant Death Syndrome. "SIDS and Other Sleep-Related Infant Deaths: Expansion of Recommendations for a Safe Infant Sleeping Environment", en *Pediatrics*, vol. 128, núm. 5 (2011): 1030–39. DOI:10.1542/peds.2011-2284.

Teti, D. M. "Long-Term Co-sleeping with Baby Can Be a Sign of Family Problems", en *Child and Family Blog*, 1 de junio de 2016. https://www.childandfamilyblog.com/uncategorised/long-term-co-sleeping-baby -can-sign-family-problems.

Teti, Douglas M., Mina Shimizu, Brian Crosby y Bo-Ram Kim. "Sleep Arrangements, Parent-Infant Sleep During the First Year, and Family Functioning", en *Developmental Psychology,* vol. 52, núm. 8 (2016): 1169-1181. DOI:10.1037/dev0000148.

CAPÍTULO 4: UBICACIÓN, UBICACIÓN, UBICACIÓN

Canapari, C. A. "Is Your Sound Machine Harming Your Child's Hearing?", en *Craig Canapari*, 9 de mayo de 2014. https://drcraigcanapari.com/is-your-sound-machine-harming-your-childs-hearing.

Carter, Ben, Philippa Rees, Lauren Hale, Darsharna Bhattacharjee y Mandar S. Paradkar. "Association Between Portable Screen-Based Media Device Access or Use and Sleep Outcomes: A Systematic Review and Meta-Analysis", en *JAMA Pediatrics*, vol. 170, núm. 12 (2016): 1202-1208. DOI:10.1001/jamapediatrics.2016.2341.

Coffman, Mary F. y D. C. Dusevitch. *Uncle Lightfoot, Flip That Switch.* Florida: Footpath Press, 2014.

Dennison, Barbara A., Tara A. Erb y Paul L. Jenkins. "Television Viewing and Television in Bedroom Associated with Overweight Risk Among Low-Income Preschool Children", en *Pediatrics*, vol. 133, núm. 6 (2002): 1028-1035.

Hugh, S. C., N. E. Wolter, E. J. Propst y K. A. Gordon. "Infant Sleep Machines and Hazardous Sound Pressure Levels", en *Pediatrics*, vol. 133, núm. 4 (2014): 677–681. DOI:10.1542/peds.2013-3617.

Johnson, Jeffrey G., Patricia Cohen, Stephanie Kasen, Michael B. First y Judith S. Brook. "Association Between Television Viewing and Sleep Problems During Adolescence and Early Adulthood", en *Archives of Pediatrics and Adolescent Medicine*, vol. 158, núm. 6 (2004): 562-568. DOI:10.1001/archpedi.158.6.562.

Kabali, Hilda K., Matilde M. Irigoyen, Rosemary Nunez-Davis, Jennifer G. Budacki, Sweta H. Mohanty, Kristin P. Leister y Robert L. Bonner. "Exposure and Use of Mobile Media Devices by Young Children", en *Pediatrics*, vol. 136, núm. 6 (2015): 1044-1050. DOI:10.1542/peds.2015-2151.

Kushnir, Jonathan y Avi Sadeh. "Sleep of Preschool Children with Night-Time Fears", en *Sleep Medicine*, vol. 12, núm. 9 (2011): 870-874. DOI:10.1016/ j.sleep.2011.03.022.

Meltzer, L. J. y V. McLaughlin Crabtree. "Nighttime Fears, Anxiety, and Recurrent Nightmares", en *Pediatric Sleep Problems: A Clinician's Guide to Behavioral Interventions*. Washington, D.C.: American Psychological Association, 2015.

Owens, J., R. Maxim, M. McGuinn, C. Nobile, M. Msall y A. Alario. "Television-Viewing Habits and Sleep Disturbance in School Children", en *Pediatrics*, vol. 104, núm. 3 (1999): e27.

Sadeh, Avi, Shai Hen-Gal y Liat Tikotzky. "Young Children's Reactions to War-Related Stress: A Survey and Assessment of an Innovative Intervention", en *Pediatrics*, vol. 121, núm. 1 (2008): 46-53. DOI:10.1542/peds.2007-1348.

Tauman, R., H. Avni, A. Drori-Asayag, H. Nehama, M. Greenfeld y Y. Leitner. "Sensory Profile in Infants and Toddlers with Behavioral

Insomnia and/or Feeding Disorders", en *Sleep Medicine*, vol. 32, (abril de 2017): 83–86. DOI:10.1016/j.sleep.2016.12.009.

CAPÍTULO 5: EL MOMENTO OPORTUNO

Borbely, A. A. "A Two Process Model of Sleep Regulation", en *Human Neurobiology*, vol. 1, núm. 3 (1982): 195-204.

Bruni, Oliviero, Daniel Alonso-Alconada, Frank Besag, Valerie Biran, Wiebe Braam, Samuele Cortese, Romina Moavero *et al.* "Current Role of Melatonin in Pediatric Neurology: Clinical Recommendations", en *European Journal of Paediatric Neurology*, vol. 19, núm. 2 (2015): 122-133. DOI:10.1016/ j.ejpn.2014.12.007.

Erland, Lauren A. E. y Praveen K. Saxena. "Melatonin Natural Health Products and Supplements: Presence of Serotonin and Significant Variability of Melatonin Content", en *Journal of Clinical Sleep Medicine*, vol. 13, núm. 2 (2017): 275-281. DOI:10.5664/ jcsm.6462.

Hirshkowitz, Max, Kaitlyn Whiton, Steven M. Albert, Cathy Alessi, Oliviero Bruni, Lydia DonCarlos, Nancy Hazen *et al.* "National Sleep Foundation's Updated Sleep Duration Recommendations: Final Report", en *Sleep Health*, vol. 1, núm. 4 (2015): 233-243. DOI:10.1016/j.sleh.2015.10.004.

Kelly, Yvonne, John Kelly y Amanda Sacker. "Time for Bed: Associations with Cognitive Performance in 7-Year-Old Children: A Longitudinal Population-Based Study", en *Journal of Epidemiology and Community Health*, vol. 67, núm. 11 (2013): 926-931. DOI:10.1136/jech-2012-202024.

Lavie, P. "Ultrashort Sleep-Waking Schedule. III. 'Gates' and 'Forbidden Zones' for Sleep", en *Electroencephalography and Clinical Neurophysiology*, vol. 63, núm. 5 (1986): 414-425.

LeBourgeois, Monique K., Kenneth P. Wright, Hannah B. LeBourgeois y Oskar G. Jenni. "Dissonance Between Parent-Selected

Bedtimes and Young Children's Circadian Physiology Influences Nighttime Settling Difficulties", en *Mind, Brain and Education,* vol. 7, núm. 4 (2013): 234-242. DOI:10.1111/mbe.12032.

Paruthi, Shalini, Lee J. Brooks, Carolyn D'Ambrosio, Wendy A. Hall, Suresh Kotagal, Robin M. Lloyd, Beth A. Malow *et al.* "Recommended Amount of Sleep for Pediatric Populations: A Consensus Statement of the American Academy of Sleep Medicine" en *Journal of Clinical Sleep Medicine,* vol. 12 (2016): 785-786. DOI:10.5664/jcsm.5866.

Zee, P. C. y F. W. Turek. "Introduction: Master Circadian Clock and Master Circadian Rhythm", en M. Kryger, T. Roth y W. C. Dement (eds.). *Principles and Practice of Sleep Medicine,* 6a. ed. Filadelfia: Elsevier, 2017, pp. 340-343.

CAPÍTULO 6: EL RITMO DE LA HORA DE ACOSTARSE

Kitsaras, George, Michaela Goodwin, Julia Allan, Michael P. Kelly e Iain A. Pretty. "Bedtime Routines, Child Wellbeing & Development", en *BMC Public Health,* vol. 18, núm. 1 (2018): 386. DOI:10.1186/s12889-018-5290-3.

Meltzer, L. J. y V. McLaughlin Crabtree. "Bedtime Stalling, Protests, and Curtain Calls", en *Pediatric Sleep Problems: A Clinician's Guide to Behavioral Interventions.* Washington, D.C.: American Psychological Association, 2015.

Sexton, Sumi M. y Ruby Natale. "Risks and Benefits of Pacifiers", en *American Family Physician,* vol. 79, núm. 8 (2009): 681-685.

CAPÍTULO 7: TÚ TIENES LA SOLUCIÓN

Callahan, Alice Green. *The Science of Mom.* Baltimore, MD: Johns Hopkins University Press, 2015.

Meltzer, Lisa J., y Jodi A. Mindell. "Systematic Review and Meta-Analysis of Behavioral Interventions for Pediatric Insomnia", en

Journal of Pediatric Psychology, vol. 39, núm. 8 (2014): 932-948. https://doi.org/10.1093/ jpepsy/jsu041.

Mindell, J. A., B. Kuhn, D. S. Lewin, L. J. Meltzer y A. Sadeh para la American Academy of Sleep Medicine. "Behavioral Treatment of Bedtime Problems and Night Wakings in Infants and Young Children", en *Sleep,* vol. 29, núm. 10 (2006): 1263-1276.

Morgenthaler, Timothy I., Judith Owens, Cathy Alessi, Brian Boehlecke, Terry M. Brown, Jack Coleman, Leah Friedman *et al.* "Practice Parameters for Behavioral Treatment of Bedtime Problems and Night Wakings in Infants and Young Children", en *Sleep,* vol. 29, núm. 10 (2006): 1277-1281.

Price, A. M. H., M. Wake, O. C. Ukoumunne y H. Hiscock. "Five-Year Follow-up of Harms and Benefits of Behavioral Infant Sleep Intervention: Randomized Trial", en *Pediatrics,* vol. 130, núm. 4 (2012): 643-651. DOI:10.1542/peds.2011-3467.

CAPÍTULO 8: ELIGE TUS CONSECUENCIAS

Angier, N. "A Baby Wails, and the Adult World Comes Running", en *The New York Times,* 4 de septiembre de 2017.

Katz, Terry y Beth Malow. *Solving Sleep Problems in Children with Autism Spectrum Disorders: A Guide for Frazzled Families.* Bethesda, MD: Woodbine House, 2014.

Kazdin, Alan. *The Kazdin Method for Parenting the Defiant Child.* Nueva York: Houghton Mifflin Harcourt, 2008.

Kuhn, Brett, ed. "Part III: BSM Protocols for Pediatric Sleep Disorders", en Michael Perlis, Mark Aloia y Brett Kuhn (eds.). *Behavioral Treatments for Sleep Disorders,* Burlington, MA: Academic Press, 2011.

Meltzer, L. J. y V. McLaughlin Crabtree, V. *Pediatric Sleep Problems: A Clinician's Guide to Behavioral Interventions.* Washington, D.C.: American Psychological Association, 2015.

CAPÍTULO 9: CÓMO MANTENERSE EN EL CÍRCULO DEL HÁBITO

Anderson, L. "A Sleep Regression Isn't a Setback, It's a Sign", en *Lifehacker*, 30 de noviembre de 2017. offspring.lifehacker.com/a-sleep-regression-isnt-a-setback-its-a-sign-1820799094.

Kuhn, Brett R. "Practical Strategies for Managing Behavioral Sleep Problems in Young Children", en *Clinics in Sleep Medicine*, vol. 9, núm. 2 (2014): 181-197. DOI:10.1016/j.jsmc.2014.03.004.

Lindeman, R. "There is No Such Thing as a Sleep Regression!", en *Sleep, Baby*, 13 de febrero de 2016, essentiallyhealthychild.com/2016/02/13 /there-is-no-such-thing-sleep-regression.

Thorpe, K., S. Staton, E. Sawyer, C. Pattinson, C. Haden, y S. Smith. "Napping, Development and Health from 0 to 5 Years: A Systematic Review", en *Archives of Disease in Childhood*, vol. 100, núm. 7 (2015): 615-622. DOI:10.1136/archdischild-2014-307241.

Weissbluth, M. *Healthy Sleep Habits, Happy Child*. 3a. ed. Nueva York: Ballantine, 2003.

Agradecimientos

Muchas personas me ayudaron mientras escribí este libro. Todo comenzó en 2016, cuando Annie Murphy Paul me presentó a mi agente, Alison Mackeen de Sterling Lord Literistic, quien estuvo dispuesta a sentarse con un autor primerizo para guiarme en el proceso de escribir la propuesta de un libro. Las huellas de Alison están impresas en este libro, tanto en los giros elegantes como en su estructura general. Asimismo, agradezco a Lizzie Skurnick, quien me ofreció la perspectiva de una madre.

Alison y su asistente, Jenny Stephens, le encontraron un hogar maravilloso en Rodale/Penguin Random House, en donde Marisa Vigilante me ayudó a comenzar y mi editora Alyse Diamond logró que cruzara la meta con estilo. En el camino, Andrea Thompson contribuyó con su edición invaluable, me ayudó a darle forma al manuscrito mientras iba creciendo y a mantenerme por buen camino.

Abusé de la generosidad de mis buenos amigos, quienes leyeron la propuesta y luego el libro con muy poco tiempo de anticipación y me ayudaron a superar varios episodios nerviosos. Gracias a los doctores Julian Davies y Monica Ordway por sus reflexiones y por reírse de mis chistes.

Nadie llega muy lejos en la medicina (ni en la vida) sin buenos mentores. He tenido la bendición de contar con muchos, entre ellos, los doctores Judy Owens, Meir Kryger, Bernard Kinane y Alia Bazzy-Asaad. Gracias a la doctora Wendy Sue Swanson, alias "Seattle Mama

Doc", quien me permitió escribir mis primeros artículos para padres sobre el sueño en su página, así como a la doctora Natasha Burgert y a tantos otros pediatras y amigos blogueros.

Mis colegas y equipo en Yale, tanto en la División Pediátrica Respiratoria y en el Centro Pediátrico del Sueño, fueron absolutamente comprensivos cuando tuve que tomarme tiempo para estructurar, investigar y escribir este libro. Gracias sobre todo a Chris Bailey, quien dirige el Centro del Sueño con maestría.

He aprendido mucho de mis colegas y predecesores en el campo de la medicina pediátrica del sueño. Construí muchas ideas de este libro a partir de la obra de otros y he procurado dar crédito a todo aquel cuya investigación, conocimiento y experiencia han dado forma a mi enfoque sobre los problemas para dormir de los niños.

También me gustaría agradecer a mi familia: a mis padres, Carolyn y "Diamond" Dave Canapari; a mi hermano menor, Matt (quien se salvó de que contara una anécdota vergonzosa sobre popó en la infancia), y a su esposa Sarah; a mis cuñadas y cuñados, Crissy, Jeremy, Laura y Rob; mis sobrinas y sobrinos, Julia, Ryan, Andrew y Zoe; y a todo el clan extendido Canapari/Lucci/Schnabl.

Por último, a mi esposa Jeanna, cuyo amor y apoyo inagotables constituyen el fundamento de mi vida, y a nuestros hermosos hijos que llenan cada día de aventuras y alegría. Les agradezco que sean buenos para dormir (siempre me preguntan eso) y por ser los mejores pequeños que conozco.

Índice analítico